中國近現代頤養文獻彙刊·導引攝生專輯

第二十一册

劉曉蕾 主編

内外功圖説輯要

廣陵書社

內外功圖説輯要

席裕康　集輯　民國八年版

戊午中秋節 惠然軒公壇弟子席慰根錫蕃集輯

内外功圖説輯要

王知慧子甫氏恭繪

莫釐韓明果紫雲氏敬錄

内外功圖説輯要緣起

顧君聯承者名同恩浙之吴興南潯人也少年抱道至性過人為希一子及門弟子邇聞星士言其母周太夫人年屆四十三歲時流年欠利聯承惄然憂之擬印送善書預為禳解俾得常承色笑以遂其孝養之思適見席君錫蕃有内外功圖説輯要一書於呼

吸導引等功修心養性之術鉅細精粗罔不畢備於是即發宏願付諸剞劂先印一千部以公同好僕聞之慨然歎曰洞天福地不少琳琅風雨名山每多剥蝕世間不乏奇書而終致失傳者皆原於祕而不宣也今席君能成是書而顧君能印是書豈非相得益彰者哉且顧君移其印送善書之資以印送是書將

見壽是書者即以壽其親壽其親者并以壽乎世而壽乎民所謂孝子不匱永錫爾類其是之謂乎爰誌其緣起如此

民國八年己未秋日

阮繩祖筆述

內外功圖說輯要序

古者圖書並重一畫開天之始有河圖乃有洛書故倉頡造字先以象形形即圖也觀圖可以知書可知有書之不可無圖矣漢黃香奉詔入東觀讀未見書當時學者譬諸入老氏藏室道家蓬萊山東觀非他圖書之府也然則老氏道家之祕府度亦左圖右

史滿目琳琅惜庸夫俗子無緣窺見一斑耳晚近修眞道書汗牛充棟求其圖繪清晰者什不得一二雖有説明書大都略而不詳間或圖繪數帙亦闕而未備失之毫釐差以千里如深夜有求於幽窗之中安能悟徹微茫瞭如指掌乎舊雨席君錫蕃鑽研道味垂十餘稔於精氣神三寶頗能心領神會近復致力

於修養一端研求内外功用身體力行寒暑罔間手編内外功圖説輯要一書有書有圖搜集弘富計合内外兩功暨内景而成百圖加以奇經百脉二十圖前後計二百十餘則百二十三圖圖各有説俾閲者一目了然並治病方味數十帙亦參加焉圖説之外幷彙集異名解要攝生按摩導引口功等要訣精華

薈萃洋洋大觀且奇經八脈一集匯獨為普通修養之要素抑亦醫治婦科之綱領查醫宗金鑑亦付闕如目前書賈間有增入者究未若茲集之詳且盡也噫美矣備矣歎觀止矣席君彙輯既竣爰倩名手端楷精繪藉付石印以公同好閱是書者有不奉為養生之秘鑰度世之金鍼也哉不佞得邀隨諸君子後

忝列雲門祇以問道較晚揆諸修心養性之功毫無知識經驗展閱數四良用慙悚爲弁數語以誌我過

民國八年己未夏建四月

六泉思緣子陳亮熙謹序

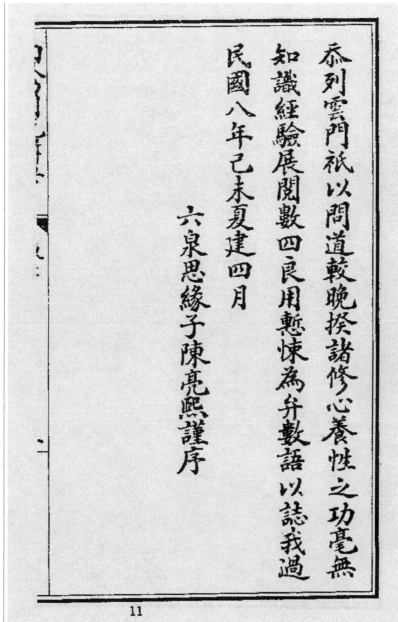

内外功圖說輯要張序

夫道者何也乃虛無之系造化之機神明之本天地之元其大無外其小無内至幽無明而日月重光至靜無息而品物咸亨渾穆無形而彌綸乎六合寂寞無聲而位置乎羣倫此之謂道德者何也乃乾健坤順陰受陽施經以五行緯以四時妝以仁君訓以明

師幽明動植咸暢其宜惠流無窮羣生莫能歌其功
恩加無極百姓莫喻被其澤此之謂德是故通而生
之之謂道道固無名焉畜而成之之謂德德固無稱
焉間嘗論天地人物仙靈鬼神非道無以生非德無
以成生者不知其始成者不見其終探奧索隱莫窺
其宗入有出無莫究其窮循環往復莫得其端消長

盈虛莫明其朕浩浩蕩蕩杳杳冥冥此之謂自然夫自然者乃天地之常道德之綱也方今大道不講至德無聞深懼夫浩劫難回斯文將喪彼世之仁人志士苟能體道合德去僞存眞上格乎天心潛孚乎帝意俾得扶衰救亂早生聖人庶幾挽狂瀾於濁世平陷阱於人心也嘗稽成周之末有孔子者闡三代之

文以教後世有老子者據三皇之質以教後人此無他孔子之教興於文文能治情老子之教本乎質質能復性以故或根於性或生於情聖人所不能異或重乎文或尚乎質萬世所不能移易曰顯諸仁以文為教之謂也又曰藏諸用以質為教之謂也夫惟以文為教其迹彰明而易曉以質為教其理玄妙而莫

明儒曰精一道曰貞一其揆一也於戲老氏之見棄於代俗也久矣彼必未知仲尼問禮之事及老子猶龍之歎耳蓋老氏之教以道為體以德為用無為無不為而造乎皇極者也后世不察致有異端之譏是殆述之者未能窮源竟委之過歟倘再無尋墜續絶之人老氏之教將息滅於天壤間矣今抱仁子席裕

康偽世道之陵夷悲人心之浮僞爰輯內外功圖說數種摘要彙錄無不各極其致各顯其微昭昭然與羣聖意旨相符合而顧子聯承復能出資付印以公同好可謂樂善不倦成人之美者歟余知是書一旦刊布流傳必有能道其所道德其所德法古以證今循序而漸進者也苟能自强不息致志專精則發於

性情益於身心型於家國達於天下治理其反掌也
乎爰畧數言以為之序
民國己未仲夏長沙希一子張百壽晴枝氏序於中
江抱仁别墅

内外功圖説輯要自序

慨自世俗動矜盛氣而養氣之理不明驕縱每易戕生而衛生之術不講道法之玄奧久矣夫湮沒而不彰矣余自習業經商以來權子母操奇贏初亦未喻斯旨也自壬寅春仲先祖妣沈太夫人棄養同緣諸壇弟子擬設放金丹祭煉以資冥福嗣因時日不宜

改先追薦繼室顧氏兩次司錄均余任之同緣謂某素未練習竟能稱職必有夙慧諷余奉道如是向道之心始萌厥後心愈誠而靈愈著志愈堅而效愈彰一經追憶眞有歷試而不爽者其臨壇也則有 單大眞君 石大眞君 錢眞人 衡陽至靜元君
華山道祖 雲陽道祖 恩太宰純陽帝君諸仙輩

其設壇場也則始於虹口晉元典之養蒙仙館蒙
華山道祖特賜余名曰慰根繼稟請立靜室於麥加
利銀行樓上砂示癸卯六月二十四日未刻蒙　恩
太宰臨雲錫以名曰惠然軒終乃相度地勢於庚戌
歲購定基址在滬北愛文義路建立公壇顧始大慰
其兩次煉丹也則始煉藥丹得成五粒繼煉鎮壇金

丹亦得圓成而於臨上質旁之際通徹合漠之餘其指導之精詳昭示之眞切如九九丹成金光萬道人心團結壇場永固當時深思焉莫究其端索解焉莫名其妙及至八十一日丹成適符九九之數而一切情形之變化語意之幽深皆無難解悟焉其玄妙眞有不可思議者其疊次以降丹藥丹砂而治病也則

於所賜福橘中藏有丹砂先嚴服之而宿疾以瘳後賜丹丸取自爐中先慈服之而露臺折足之斷骨以出而其治余之疾則既賜方味治愈肚角之癰後賜仙草治愈左腿之疽更賜丹藥於棗湯之中治愈紅痧時症皆一服即痊其應如響此外則賜丹賜藥以治愈壇中諸緣者亦有數人以為可疑而微渺之處

不免滋疑以爲可信者而眞確之處實足徵信所尤奇者當建設公壇特凡壇中應用各物以及各種儀本法本求之於意中者往往得之於意外可知上界立壇宣化實與人近而不與人遠人謂道法玄秘余則謂道法雖玄而不終秘也人謂道教深藏余則謂道教雖深而不終藏也何世之工於修養者皆不免

祕而藏之耶且修身養性之道尤有與醫理相發明者若不精究脈絡之根源則恐導引誤入歧途反致流弊茲從沈吉齋姻兄處見所攷奇經八脈一書於吐納之道大有良果美益其指證固甚詳盡而於婦科尤極明晰蓋婦科一道非專宗十二經因月經一門全在奇經督帶等脉為主因向索来增附於所輯

之諸仙坐功圖導引說治病圖說攝生論八段錦內功易筋經外功等圖說以及解要按摩擦運分行調息辯病指要起居之後殿以內景圖丹成九轉圖總名之曰內外功圖說輯要都分二十八門圖計百二十有四合成上下兩册輯入之次序即以得來之先後為次序觀是集者會其通焉可耳書成不敢秘藏

即擬付諸石印以公同好奈因事未果適吳興顧同恩字聯承姻兄為其嗣母周太夫人解禳星辰求增祿壽發願印送欲廣是書之傳以壽人而壽世者即以壽其親所謂孝思不匱者誠哉是言也茲將付印俾十餘年來躬親閱歷所得之奇效大驗有足為是書生色者謹誌其顛末以期不朽云爾

民國七年戊午中秋莫釐席裕康慰根氏謹序

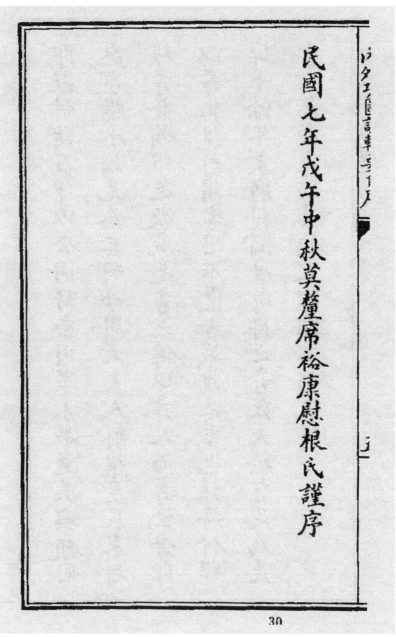

內外功圖說輯要上集總目

內外功圖說輯要下集總目

易筋經外功圖説 十二圖
外功龍虎訣二十則
分行外功訣四十四則
調息内功訣四則
五臟辯病指要篇
神仙起居法
奇經八脈攷五十則 十六圖
任脈二十四穴圖以備攷証 一圖

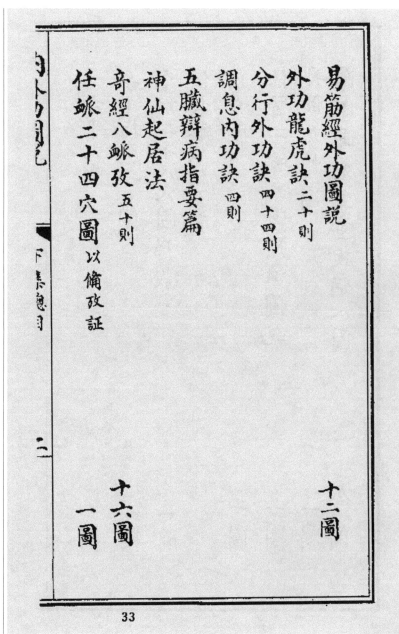

内外功圖説輯要目録

陳希夷二十四氣坐功導行治病圖

其七立夏四月節坐功圖并説
其八小滿四月中坐功圖并説
其九芒種五月節坐功圖并説
其十夏至五月中坐功圖并説
其十一小暑六月節坐功圖并説
其十二大暑六月中坐功圖并説
其十三立秋七月節坐功圖并説
其十四處暑七月中坐功圖并説

其十五白露八月節坐功圖并説

其十六秋分八月中坐功圖并説

其十七寒露九月節坐功圖并説

其十八霜降九月中坐功圖并説

其十九立冬十月節坐功圖并説

其二十小雪十月中坐功圖并説

其廿一大雪十一月節坐功圖并説

其廿二冬至十一月中坐功圖并説

五禽舞圖總說

時照圖并說
內照圖并說

陳希夷先生二十四氣坐功導引治病圖

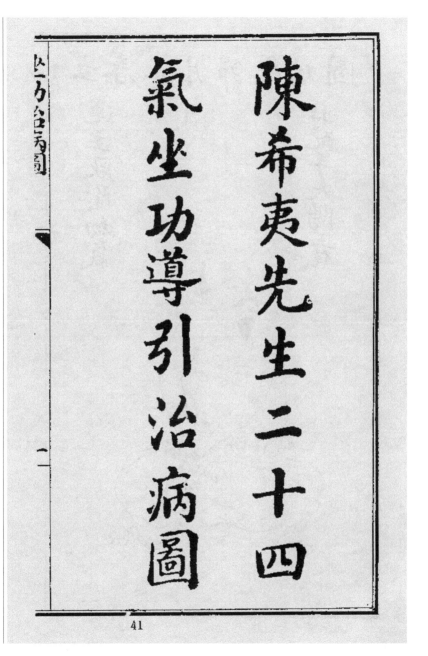

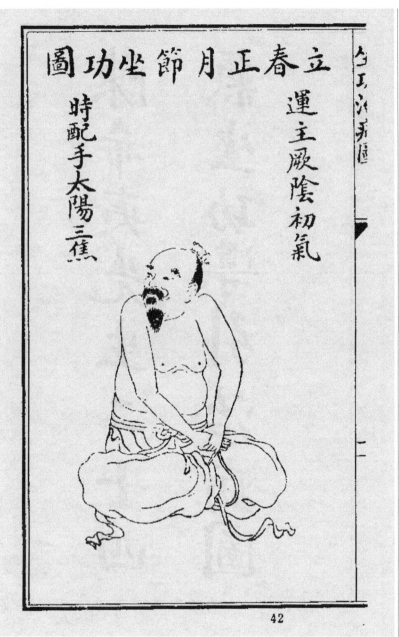

立春正月節坐功圖

運主厥陰初氣

時配手太陽三焦

坐功

宜每日子丑時叠手按髀轉身拗頸左右聳引各三五度叩齒吐納漱嚥三次

治病

風氣積滯項痛耳後痛肩臑痛背痛肘臂痛諸痛悉治

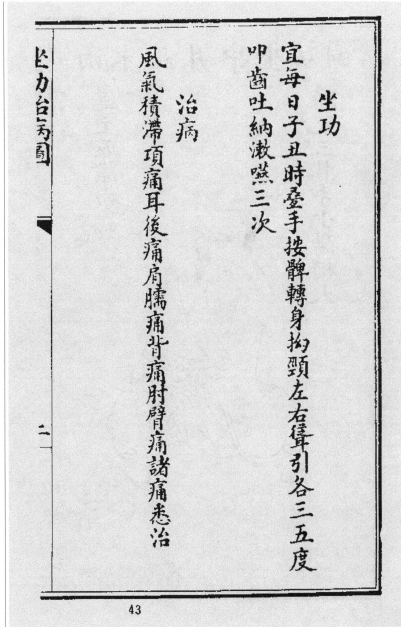

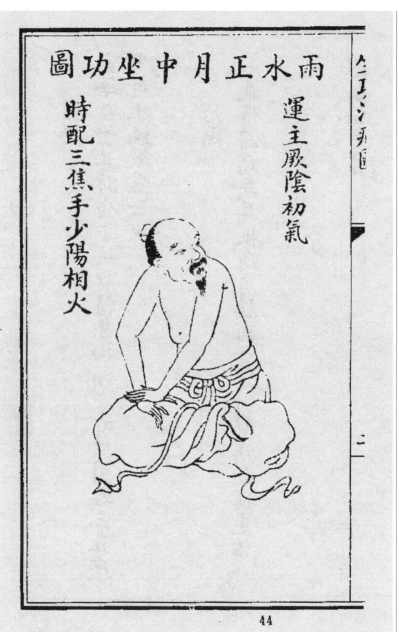

雨水正月中坐功圖

運主厥陰初氣

時配三焦手少陽相火

坐功

每日子丑時叠手按脛拗頸轉身左右偏引各三五度叩齒吐納漱嚥

治病

三焦經絡留滯邪毒嗌乾及腫噦喉痺耳聾汗出目鋭眥痛頰痛諸症悉治

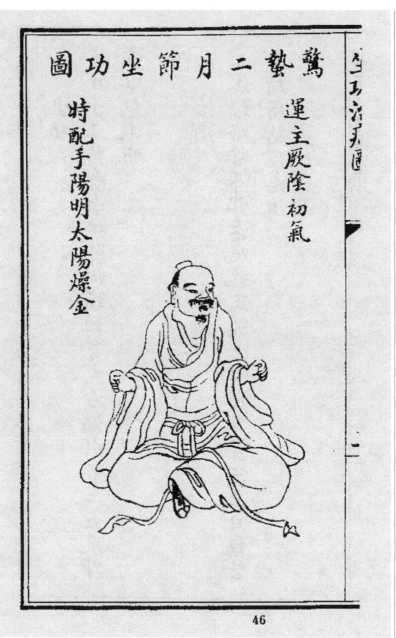

驚蟄二月節坐功圖

運主厥陰初氣

時配手陽明太陽燥金

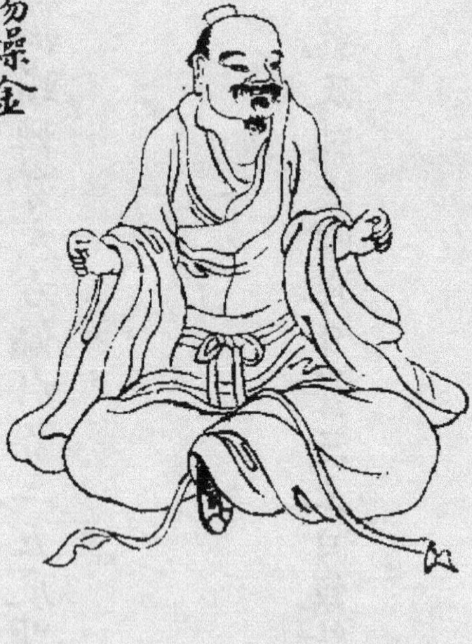

坐功

每日丑寅時握固轉頸反肘向後頓掣五六度叩齒六六吐納漱嚥三三

治病

腰脊肺胃蘊積邪毒目黄口乾鼻衄喉痺面腫暴啞頭風牙宣目暗羞明鼻不聞臭遍身疙瘡悉治

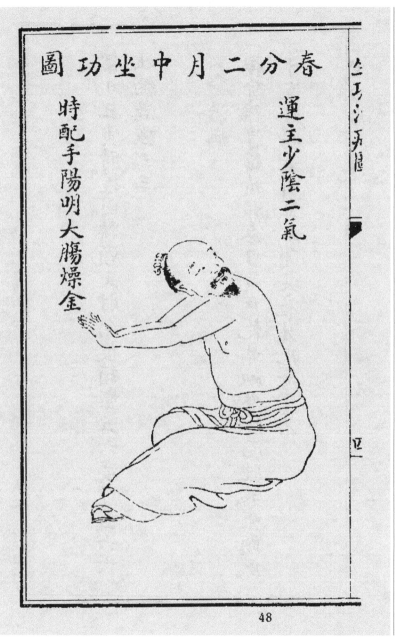

春分二月中坐功圖

運主少陰二氣

時配手陽明大腸燥金

48

坐功

每日丑寅時伸手迴頭左右挽引各六七度叩齒六六吐納漱嚥三三

治病

胸臆肩背經絡虛勞邪毒齒痛頸腫寒慄熱腫耳聾耳鳴耳後肩臑肘臂外背痛氣滿皮膚殼殼然堅而不痛瘙痒

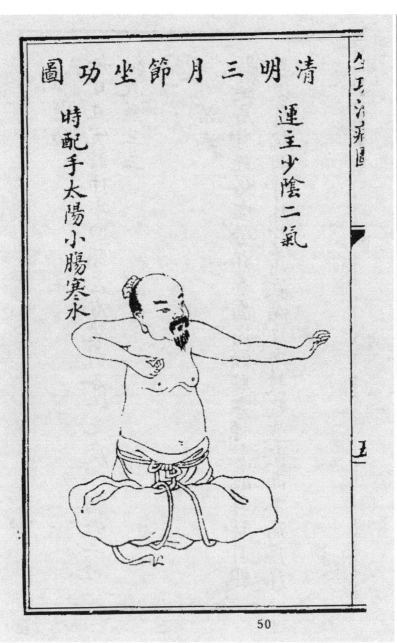

清明三月節坐功圖

運主少陰二氣

時配手太陽小腸寒水

坐功

每日丑寅時正坐定換手左右如引硬弓七八度叩齒納清吐濁嚥液各三三

治病

腰腎腸胃虛邪積滯耳熱耳聾嗌痛頸痛不可回頭肩拔臑折腰軟及肘臂諸痛

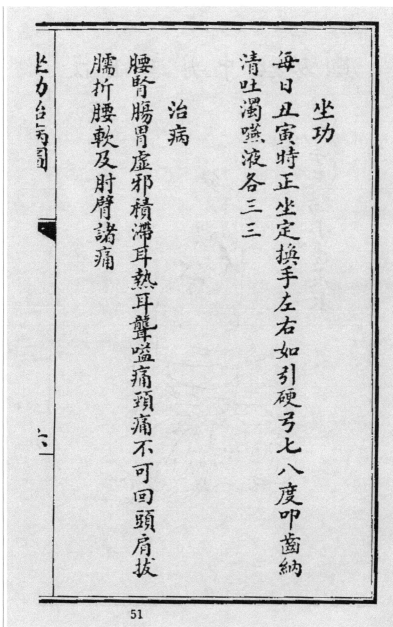

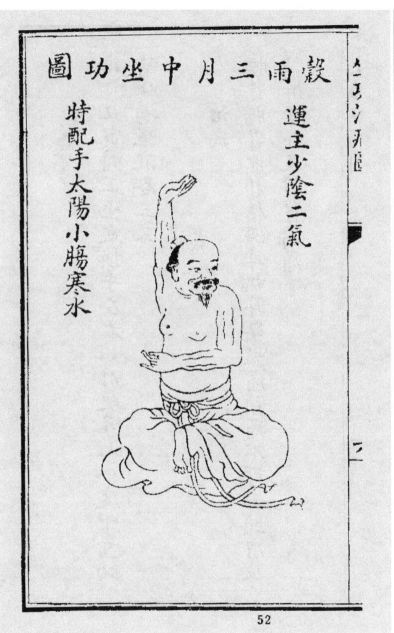

穀雨三月中坐功圖

運主少陰二氣

時配手太陽小腸寒水

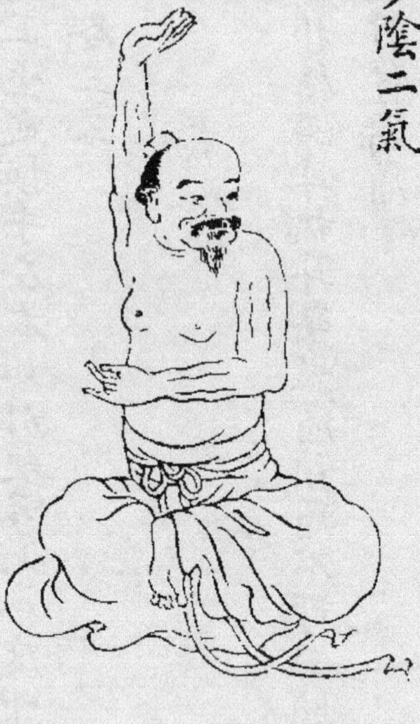

坐功

每日丑寅時平坐換手左右舉托移臂左右掩乳各五七度叩齒吐納漱嚥

治病

除脾胃結瘕瘀血目黄鼻衄頷頬腫痛及臂肘痛掌心熱諸患

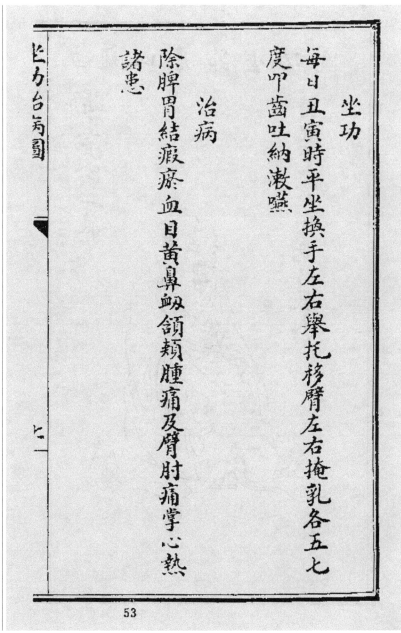

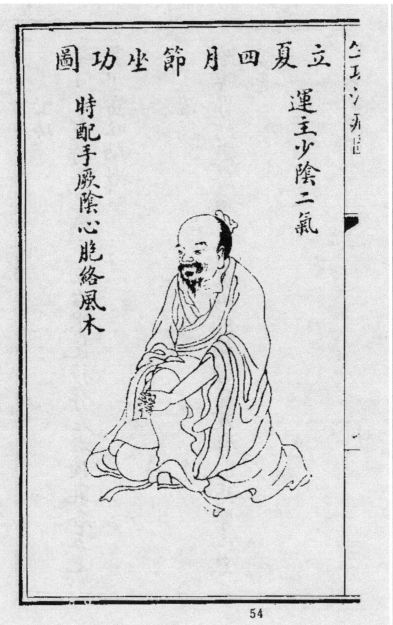

立夏四月節坐功圖

運主少陰二氣

時配手厥陰心胞絡風木

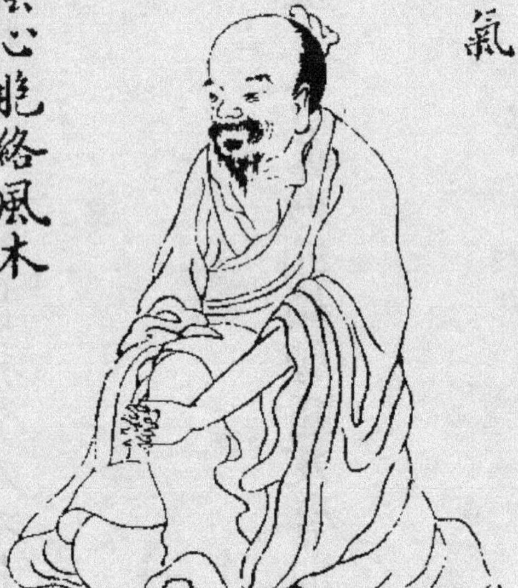

坐功

每日寅卯時閉口瞑目以兩手之手指交叉抱兩膝頭各五七度叩齒吐納嚥液

治病

風濕留滯經絡腫痛臂肘攣急腋腫手心熱喜笑不休雜症

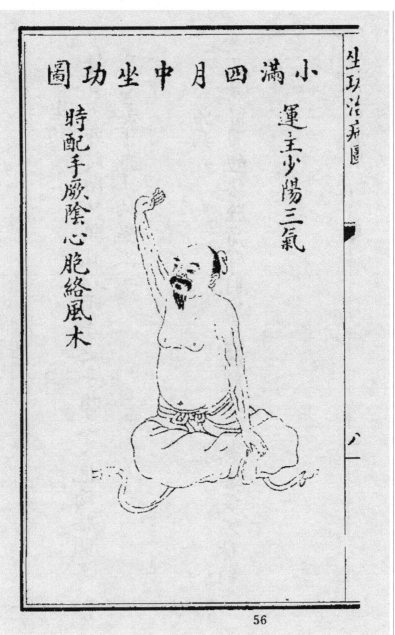

小滿四月中坐功圖

運主少陽三氣

時配手厥陰心胞絡風木

坐功

每日寅卯時正坐一手舉托一手拄按左右各三五度叩齒吐納咽液

治病

除肺腑蘊滯邪毒胸脇支滿心中憺憺大動作痛掌熱

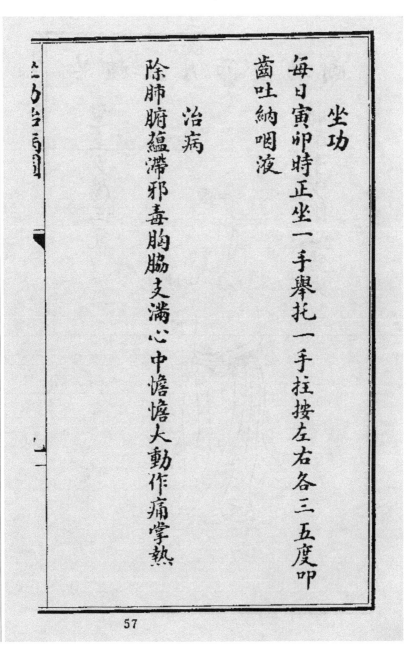

芒種五月節坐功圖

運主少陽三氣

時配手少陰心君火

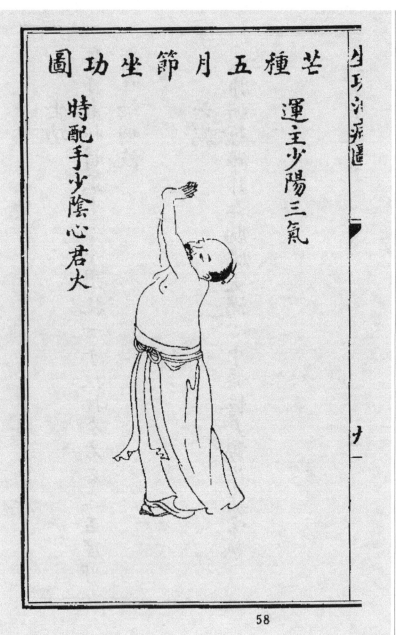

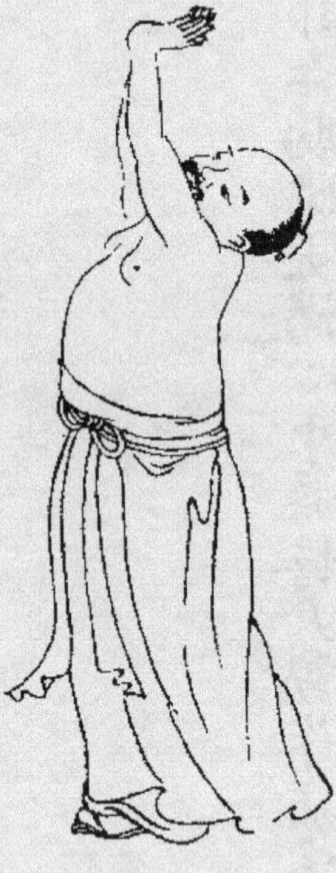

坐功

每日寅卯時正立仰身兩手上托左右力舉各五七度定息叩齒吐納嚥液

治病

腰腎蘊積虛勞嗌乾心痛欲飲目黃脇痛消渴善驚善忘上咳吐下氣泄身熱股痛心悲頭項痛面赤

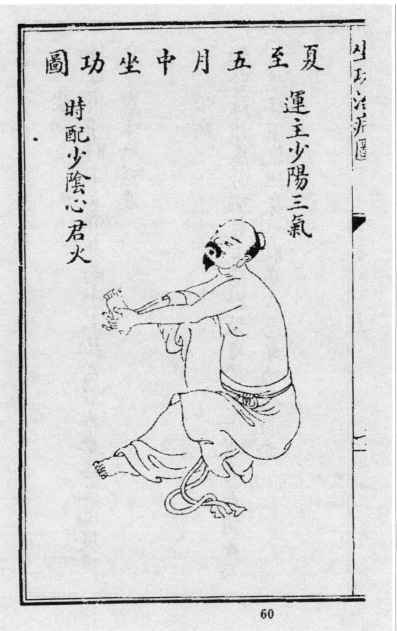

夏至五月中坐功圖

運主少陽三氣

時配少陰心君火

坐功

每日寅卯時跪坐伸手大指屈脚换踏左右各五七次叩齒納清吐濁嚥液

治病

風濕積滯腕膝痛臑臂痛厥掌中熱痛兩腎内痛腰背痛身體重

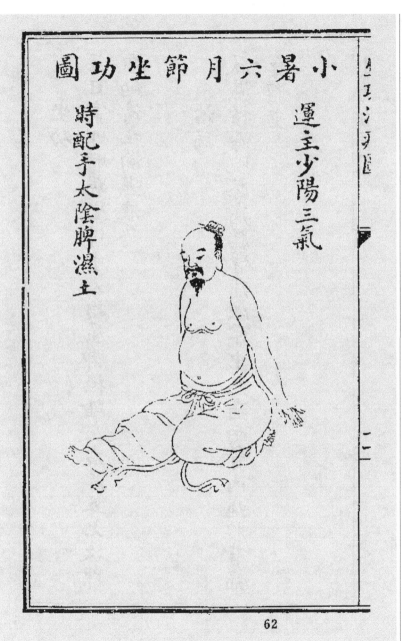

小暑六月節坐功圖

運主少陽三氣

時配手太陰脾濕土

坐功

每日丑寅時兩手踞地屈壓一足直伸一足用力掣三五度叩齒吐納嚥液

治病

腿膝腰脾風濕肺脹滿喘咳嗌乾臍右小腹脹引腹痛手攣急身體重半身不遂偏風健忘哮喘脱肛腕無力喜怒不常

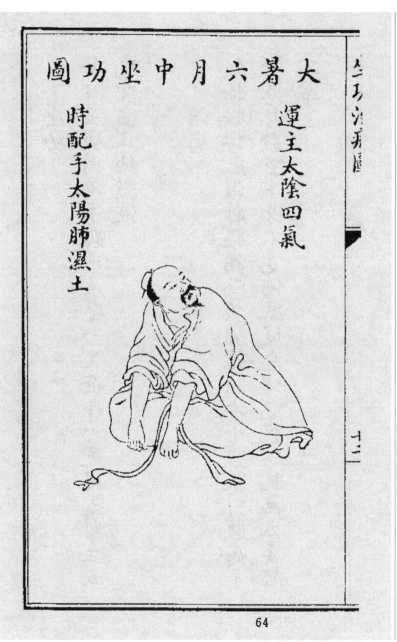

大暑六月中坐功圖

運主太陰四氣

時配手太陽肺濕土

坐功

每日丑寅時雙拳踞地返首向肩引作虎視左右各三五度叩齒吐納嚥液

治病

頭項胸背風毒咳嗽止氣喘渴煩心胸膈滿臑臂痛掌中熱臍上或肩背痛風寒汗出中風小便數淹泄皮膚痛及健忘愁悲欲哭洒淅寒熱

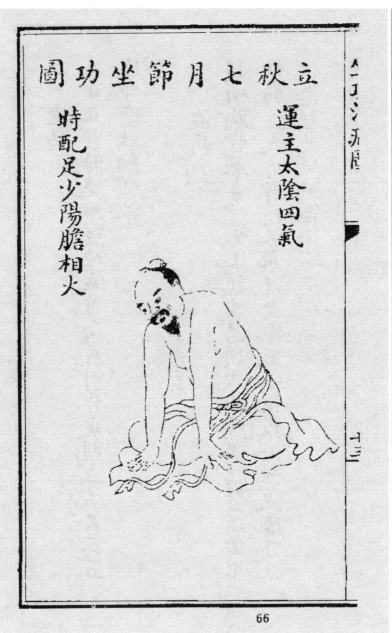

立秋七月節坐功圖

運主太陰四氣

時配足少陽膽相火

坐功

每日丑寅時正坐兩手托地縮體閉息聳身上踴凡七八度叩齒吐納嚥液

治病

補虛益損去腰腎積氣口苦善太息心脇痛不能反側面塵體無澤足外熱頭痛頷痛目銳眥痛缺盆腫痛腋下腫汗出振寒

處暑七月中坐功圖

運主太陰四氣

時配足少陽膽相火

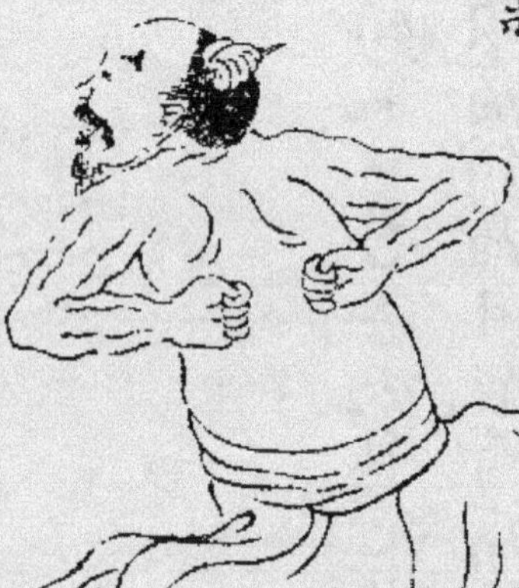

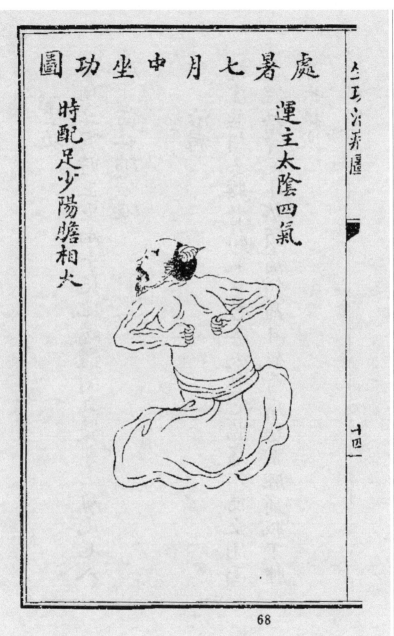

坐功

每日丑寅時正坐轉頭左右舉引就反兩手搥背各五七度叩齒吐納嚥液

治病

風濕留滯肩背痛胸痛脊膂痛脇肋髀膝經絡外至脛絕骨外踝前及諸節皆痛少氣咳嗽喘渴去氣

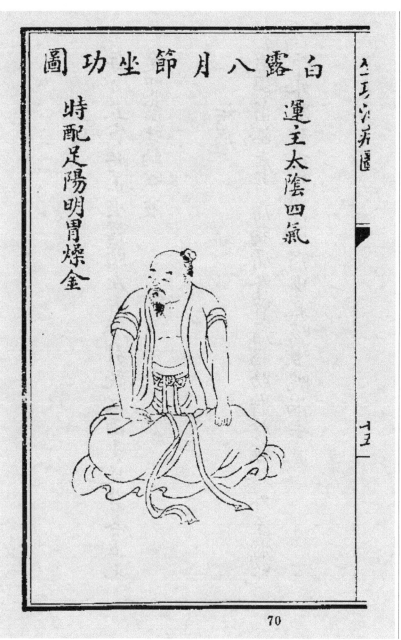

白露八月節坐功圖

運主太陰四氣

時配足陽明胃燥金

坐功

每日丑寅時正坐兩手按膝轉頭推引各三五度叩齒吐納咽液

治病

風氣留滯腰背經絡灑洒振寒苦伸数欠聞木聲則驚狂瘧汗出鼻衄頭腫喉痺不能言顏黑嘔呵欠狂歌上登欲棄衣裸走

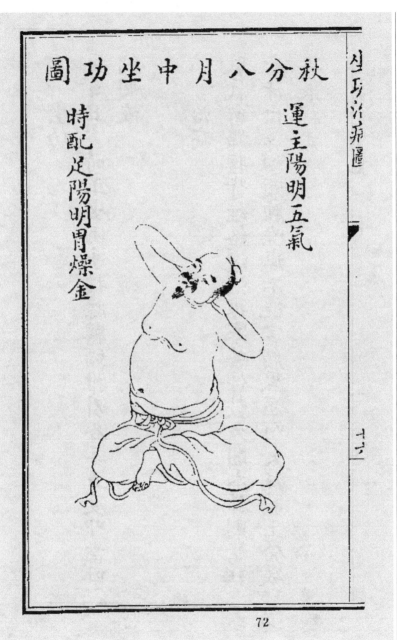

秋分八月中坐功圖

運主陽明五氣

時配足陽明胃燥金

坐功

每日丑寅時盤足而坐兩手掩耳左右反側各三五度叩齒吐納嚥液

治病

風濕積滯脇肋腰股腹臍膝腫痛伏兎䯒外兼足跗諸痛遺溺失氣奔嚮腹脹脾不可轉膕以結腨似裂消谷善飲胃寒喘滿

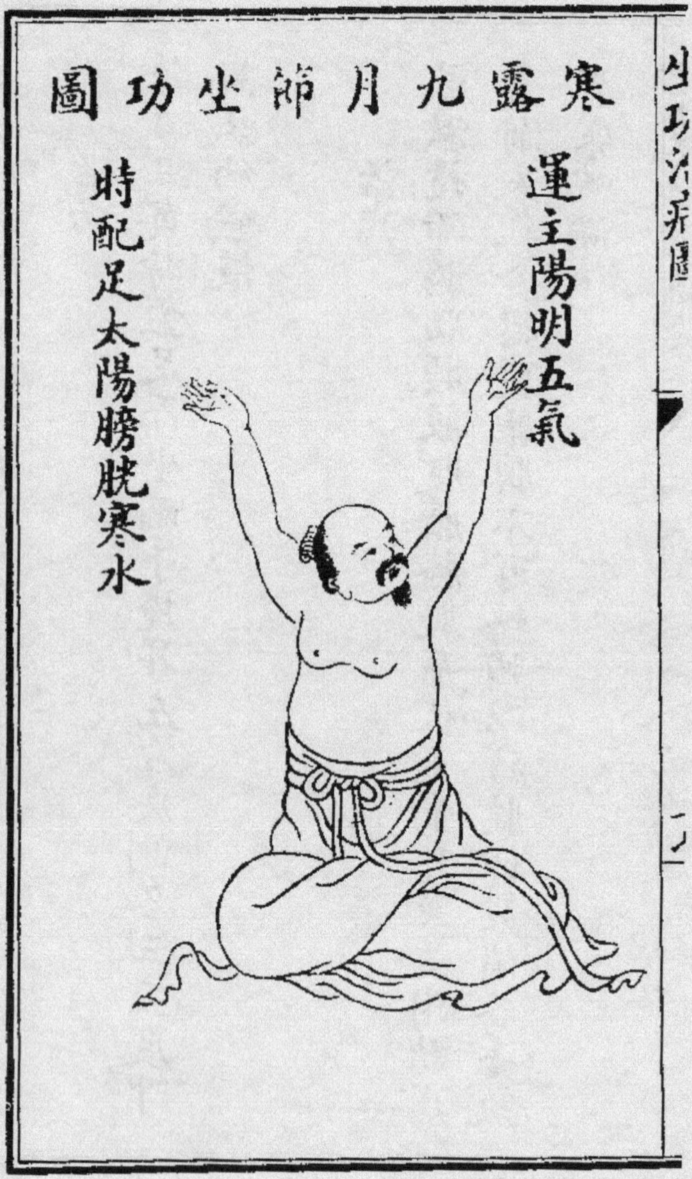
寒露九月節坐功圖
運主陽明五氣
時配足太陽膀胱寒水

74

坐功

每日丑寅時正坐擧兩臂踴身上托左右各三五度叩齒吐納嚥液

治病

諸風寒濕邪挾脇腋經絡動衝頭痛脊痛腰折痔瘻狂顛痛頭兩邊痛頭顖門痛目黃淚出鼽衄霍亂諸候

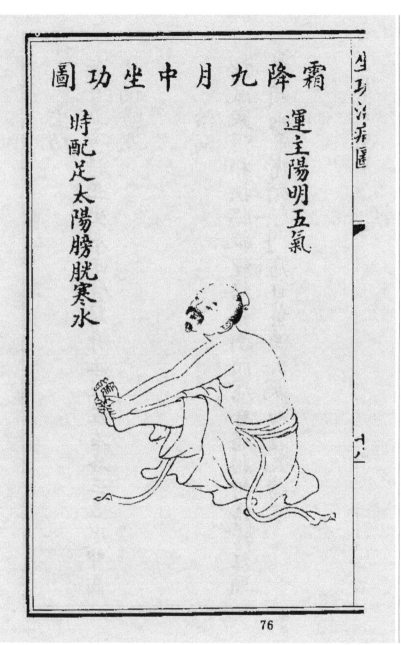

霜降九月中坐功圖

運主陽明五氣

時配足太陽膀胱寒水

坐功

每日丑寅時平坐伸兩手扳兩足隨用足間力縱而復收五七度叩齒吐納嚥液

治病

風濕痺入腰膕結痛項背腰尻陰股膝髀痛便膿血小腹脹痛欲小便不得腨裂痛臍有蟲肌肉痿下腫藏毒筋寒脚氣久痔脱肛

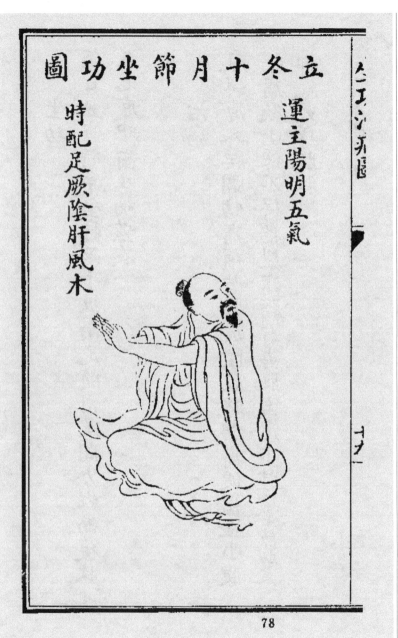

立冬十月節坐功圖

運主陽明五氣

時配足厥陰肝風木

坐功

每日丑寅時正坐拗頸左右顧兩手左右托各三五度叩齒吐納嚥液

治病

胸脇積滯虛勞邪毒腰痛不可俛仰嗌乾面塵脱色胸滿嘔逆飧泄頭痛耳無聞頰腫肝熱面青目赤腫痛兩脇下痛引小腹四肢滿悶眩冒目瞳痛

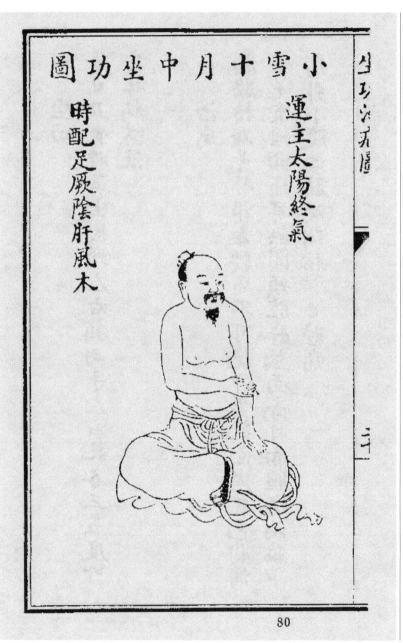

小雪十月中坐功圖

運主太陽終氣

時配足厥陰肝風木

坐功

每日丑寅時正坐一手按膝一手挽肘左右爭力各三五度叩齒吐納嚥液

治病

脱肘風濕熱毒婦人小腹腫丈夫㿗疝狐疝遺溺閉癃血睪腫睪疝足逆寒胻善瘈節時筋轉陰縮筋攣洞泄血在脇下善恐胸中喘五淋

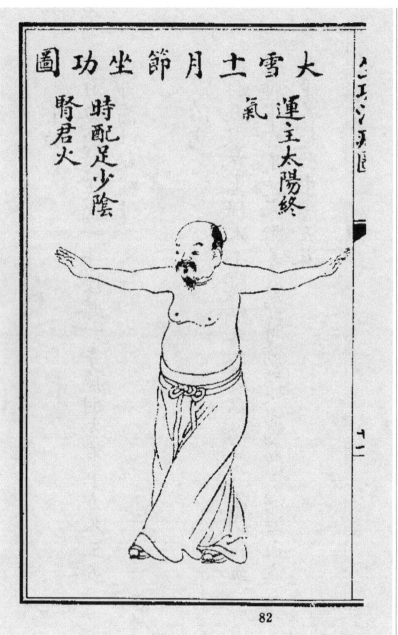

大雪十一月節坐功圖

運主太陽終氣

時配足少陰腎君火

坐功

每日子丑時起身抑膝兩手左右托兩足左右踏各五七次叩齒嚥液吐納

治病

脚膝風濕毒氣口熱舌乾咽腫上氣嗌乾及腫煩心心痛黄疸腸澼陰下濕飢不欲食如面漆咳唾有血渴喘目無見心懸如飢多怨常若人捕等症

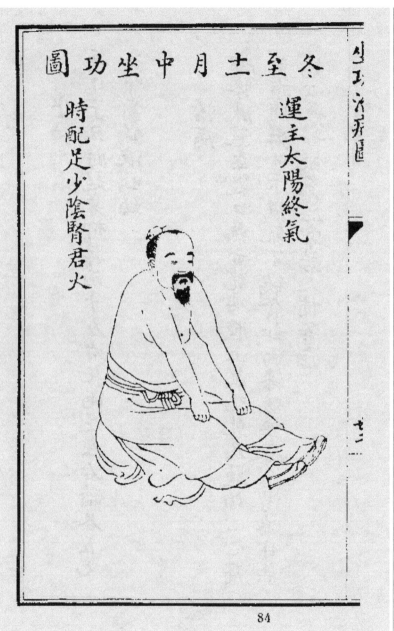

冬至十一月中坐功圖

運主太陽終氣

時配足少陰腎君火

坐功

每日子丑時平坐伸兩足拳兩手按兩膝左右極力三五度吐納叩齒咽液

治病

手足經絡寒濕脊股内後廉痛足痿厥嗜卧足下熱臍痛左脇下背肩髀間痛腰冷胸中滿大小腹痛大便難腹大頸腫咳嗽臍下氣逆痛泄下痢四肢不收

小寒十二月節坐功圖

運主太陽終氣

時配足太陰脾濕土

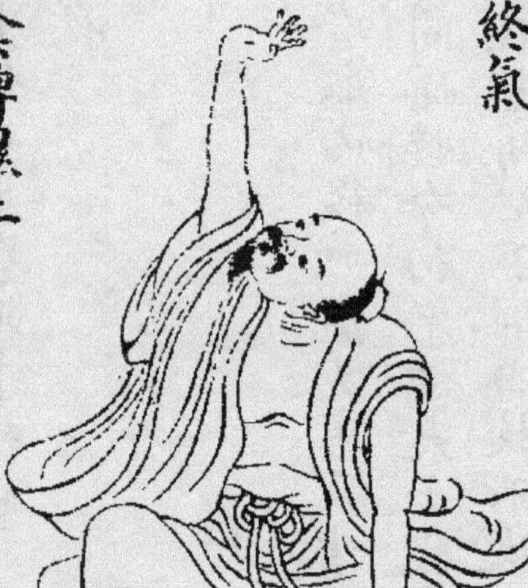

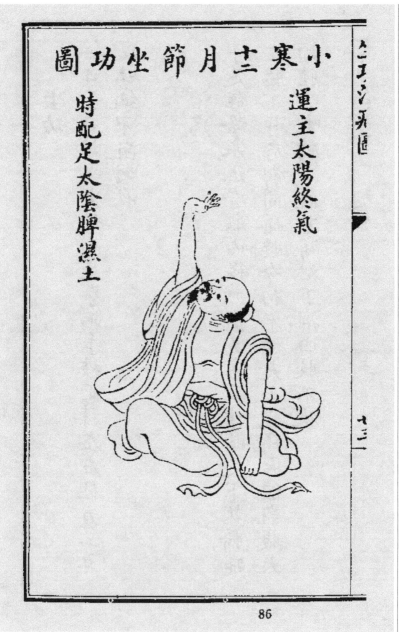

坐功

每日子丑時正坐一手握足一手上托挽首互換極力三五度吐納叩齒漱嚥

治病

榮衛氣蘊食即嘔胃脘痛腹脹噦瘧飲發中滿食減善噫身體皆重食不下煩心心下急痛溏瘕泄水閉黄疸五泄注下五色大小便不通

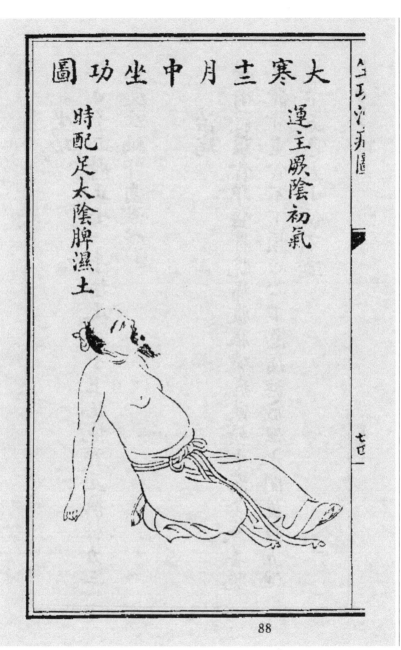

大寒十二月中坐功圖

運主厥陰初氣

時配足太陰脾濕土

坐功

每日子丑時兩手向後踞床跪坐一足直伸一足用力左右各三五度叩齒吐納漱嚥

治病

經絡蘊積諸氣舌根強痛體不能動搖或不能卧仰立股膝內腫尻陰臑胻足背痛腹脹腸鳴飧泄不化足不收行九竅不通足胻腫苦水脹等疾

五禽舞功法圖說

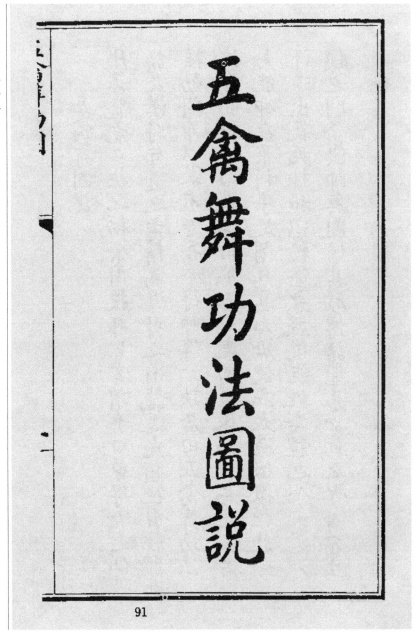

五禽舞圖說

丹藥龍虎口訣之秘余因授師旨嘗謂予曰曾得古之仙訣及漢時有道之士精為導引之術龍遷虎顧挽引腰體搖動關節以求不老吾今得師傳一訣名曰五禽舞功法像物而動一曰虎二曰熊三曰鹿四曰猿五曰鳥此五者大能卻病兼利手足閉息其炁毋使炁太過微微輕放令汗繞出氣爽神和以粉塗身然後能輕其體也今之玄關方便之門發波師與圖像其形傳諸繼來女真之學者宿生

慶幸有緣遭遇須要決烈英雄死心若行如醉如愚倘或
遇之而不明此理天何疑經運恐事物喪逐大患可不慎反
以無益而有損也其成物之心為何如因是世之室女初
眞之習先須要靜令熟積炁炁精運行周流百脈方得炁
盈用此五禽勢法其動使卻病生育消長之理有逐令行
之機然後方得入室靜煉行功再得煉藥際遇誠為易哉
聽便使焉而不中也咦聽我語欲得長生不死理從此下
功夫 可不慎下闕哉字　第二行何字邊之疑字照原本註

一曰虎

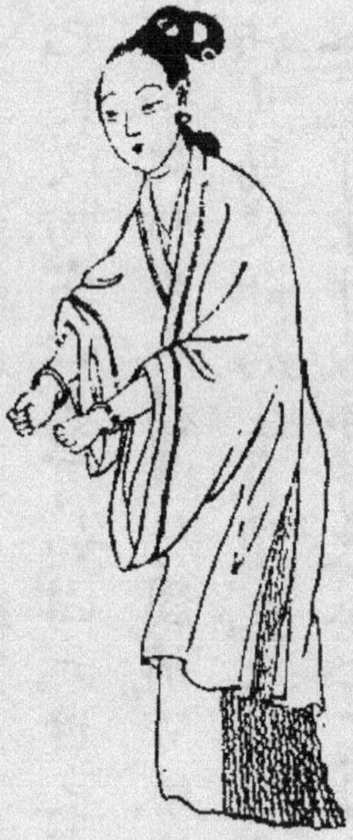

訣曰　如虎形　須閉炁　低頭　揑拳　戰如虎發威勢　兩手如提千觔鐵重　起來莫放炁　平身吞氣入腹　使神炁自上而下　復覺得腹内如雷鳴　或五七次　以上如此行持　一身則氣脉調和　精神爽快　驅除萬病矣

二曰熊

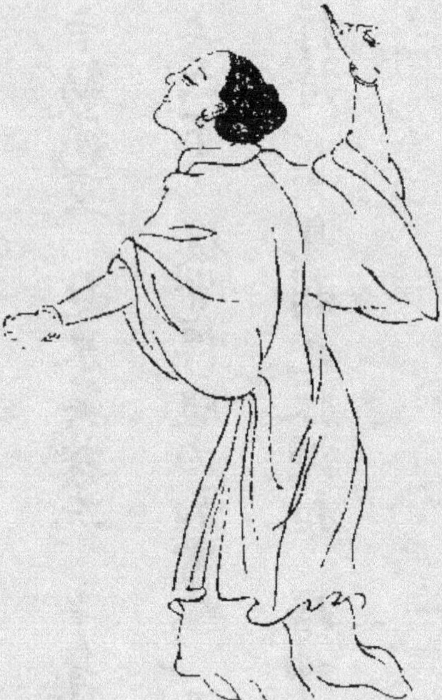

訣曰　如熊形　閉炁　捏拳　如熊身側起　左右擺腳要前後立定　使炁歸於兩旁　夾脇骨節皆响　亦能動腰力　除膨脹　或三五次止　亦能舒筋骨　而安神養血也

三曰鹿

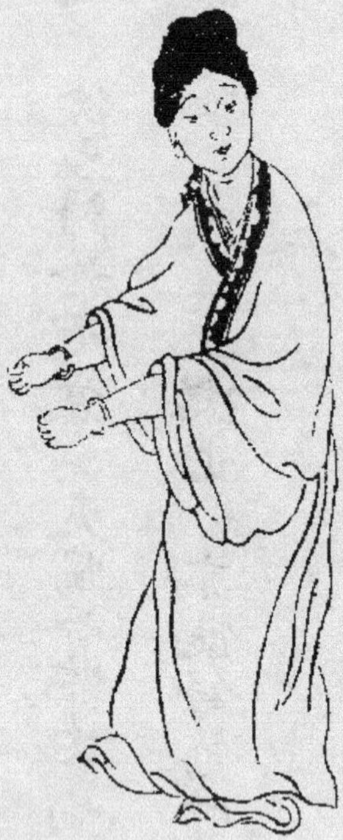

訣曰　如鹿形　須閉氣　低頭　搵拳　如鹿轉頭顧尾　平身端　縮背立　脚尖着地　脚根連　天柱通身皆振動　或三兩次　每日一次亦可　逢下牀時演一次更妙

四曰猿

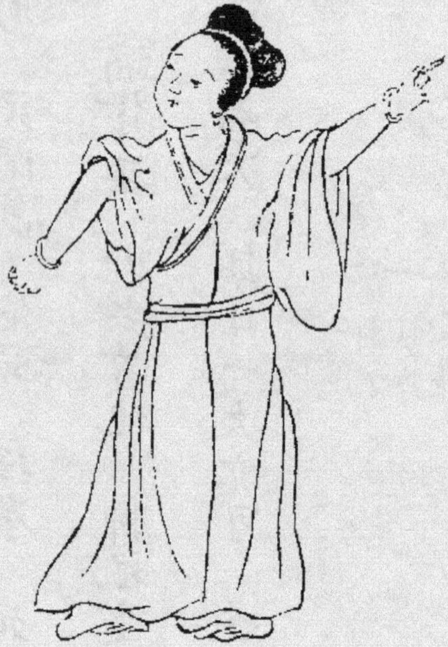

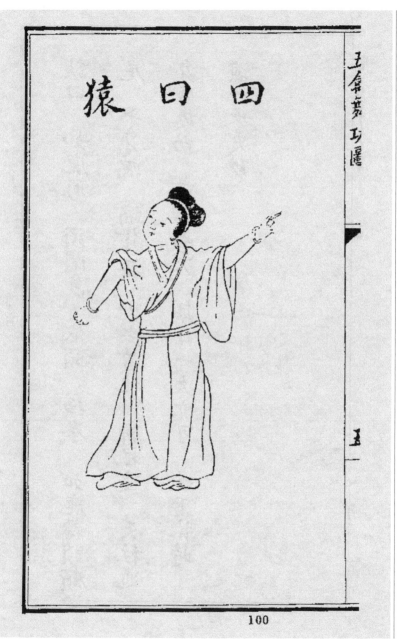

訣曰　如猿形　閉氣如撚拳　一手撲樹　一手捏果　一脚虛抬　起脚根　轉身後　握固神炁　連吞入腹　覺得汗出　住功

五曰鳥

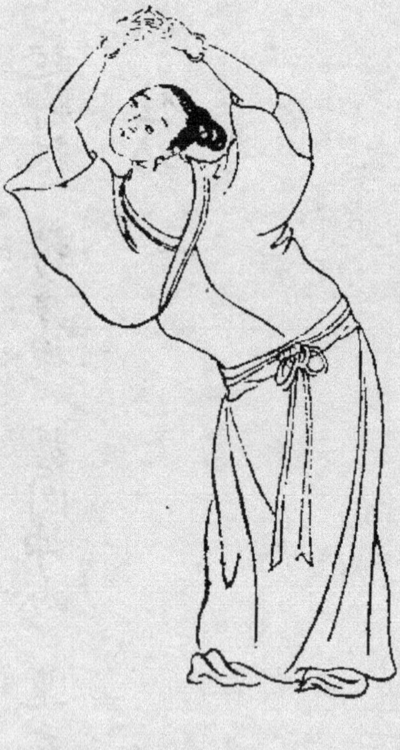

訣曰　如鳥飛形　閉炁欲起　吸尾閭炁　朝頂上

虚雙手　躬身向前　頭要仰起　迎神破頂　又疑入

禮拜　此乃五炁朝元　六府調和　元炁無損　從此

百病不生

聖人以眞陰眞陽取喻青龍白虎以兩弦之氣取喻眞鉛眞汞也今仙翁詩曲中復以龍之一物名曰赤龍曰震龍曰天魂曰乾家曰乾爐曰玉鼎曰玉爐曰扶桑曰下弦曰東陽曰震男曰赤汞曰水銀曰朱砂鼎曰離日曰赤鳳皆比類青龍之一物也又以虎之一物名曰黑虎曰地魄曰兑虎曰坤位曰坤鼎曰金爐曰金鼎曰華嶽曰前弦曰西川曰少女曰朱砂曰偃月爐曰坎月曰黑龜皆比類白虎

之一物也又以龍之弦氣曰眞汞曰姹女曰木液曰青娥曰朱裏汞曰性曰白雪曰流珠曰青衣女子曰金烏曰離女曰牝龍曰眞火曰二八姹女曰玉芝之類一物也又以虎之弦氣曰眞鉛曰金翁曰金精曰水中金曰水中銀曰情曰黄芽曰金華曰素練郎君曰玉兔曰坎男曰雄虎曰眞水曰九三郎君曰刀圭之類一物也二物會時情性合者即龍虎也青龍在東屬木木能生火龍之弦氣爲火曰性屬南方謂之朱雀也白虎在西屬金金能生水虎之弦

氣為水曰情屬北方謂之玄武也大木金水合龍虎情性通四象會中央功歸戊己土丹者土也此謂之真五行全戊己為媒娉者木在東而金在西兩情間隔誰為媒娉惟有黃婆能打合牽龍執虎作夫妻戊己屬土謂之黃婆龍虎雖處東西黃婆能使之歡會金木雖然間隔黃婆能使之交并兩者異真一之氣潛兩者同真一之氣變真人自出現此外藥之法象也丹熟人間功成天上九霞光裏兩腋風生非凡植靈根廣垂陰騭其孰能與於此哉

附男女入手工夫秘訣圖識

乾道初坐圖

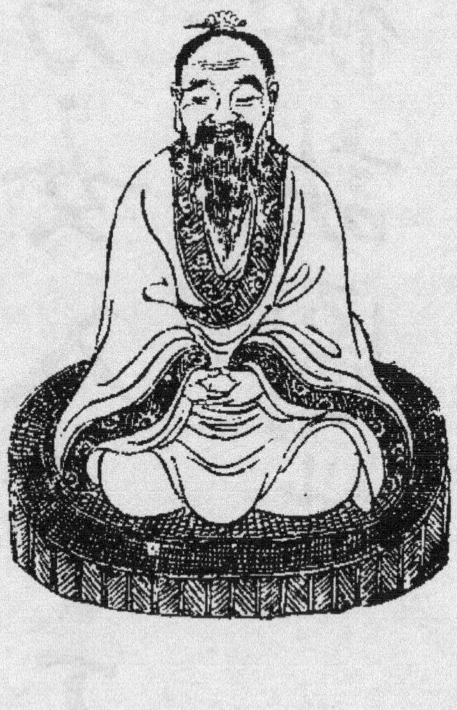

訣曰入手之功須以心意靜定為主然此四字實非易為兹將體會而得之者揭而出之俾有心金丹大道者得其門而入也其法首先將身平坐坐前用小香爐點香一枝然後以左足壓於右腿之下右足壓於左腿之上是名單盤久久習慣則右足仍是而左足可以翻上壓於右腿之上矣是謂雙盤久久習之功高者可至數晝夜不動此係後文兹不多贅單盤坐定須將兩目垂簾不可閉之太緊須留一線之光是乃陽光倘將雙目緊閉即已入於陰道雖坐無益兩目珠凝視鼻樑默念

淨心神咒三遍　呂祖寶語

一遍

存想　呂祖法身身穿黃色道袍腰繫絲縧足登烏靴頭戴道巾五絡長鬚仙風飄逸注我天庭之中如是一念存想則心意自然靜定初坐以二寸香逐漸遞加至半枝香一枝香久久行持不懈功候自能日進功既日進而即日有不同之境象境象日換則丹功即隨之漸深矣雖曰如是但心意兩者必須在若有若無之間萬不可用意用力若或稍涉意力魔即隨之而生可不慎之又慎是故須持定若有若無久之自登上乘倘不自慎祇將力意孤行

則非惟入於岐途魔道反恐於身命有關深望學者加意
行持慎之慎之

莫釐抱仁子識

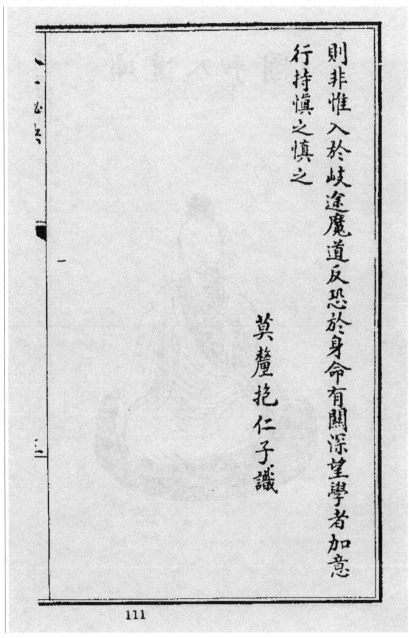

坤道入手圖

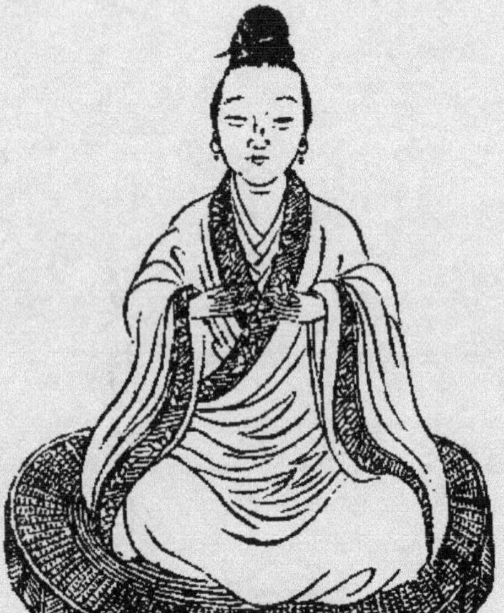

訣曰入手坐功一時心難靜定者須將身盤坐以一足抵住陰户兩目垂簾不可全閉必得露一線陽光兩珠凝視鼻梁默念　呂祖寶誥　淨心神咒不計遍然後存想呂祖身穿黄道袍黄縧繫黄絲縚五縷長鬚頭戴道巾注吾天庭之中如是存想則心自可靜定矣久久靜定功即日有不同之境来矣惟須靜守自然在若有若無之間庶為上乘反是而稍一用意便即入於岐途魔道矣慎之慎之

抱仁子宣祕

內功正面圖

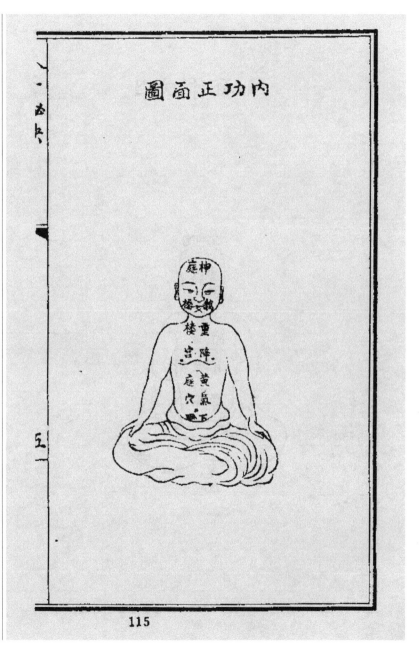

115

內功背面圖

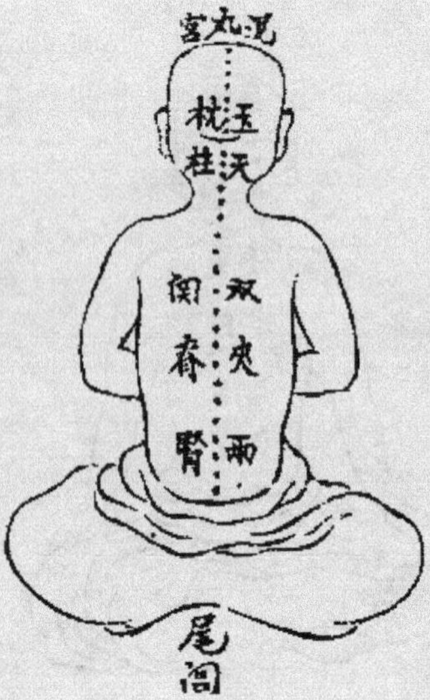

四照圖總説

普照圖之上一層者直指心源性海之竅中一層者直指黄中正位之竅下一層者直指關元氣海之竅此謂前三關也返照圖之下一層者指出尾閭太玄之竅中一層者指出夾脊雙關之竅上一層者指出天谷泥丸之竅此謂後三關也丹陽云前三三後三三收拾起一擔擔是此義也時照圖者發明陽升陰降之機四象環中之妙内照圖者指示五臟六腑二十四椎任督兩脉使内觀者知有下

手處若人不明竅而言修猶人未能立而言行也從古諸仙皆口口相傳心心相授不敢明將此竅示人是懼泄天機之故耳吾師尹公開佛之正知見等衆生如一子繪此四圖接引後之迷者意在普度有緣同出生死苦海

普照圖

三歲之竅
竅中有妙
妙竅精微
是為普照

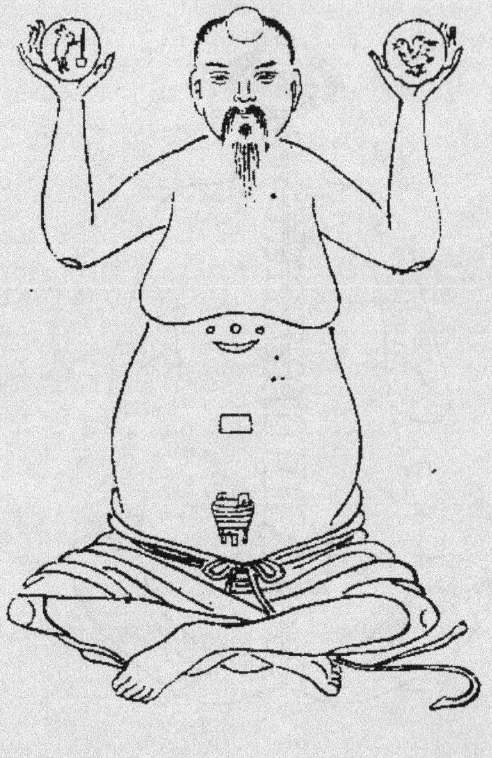

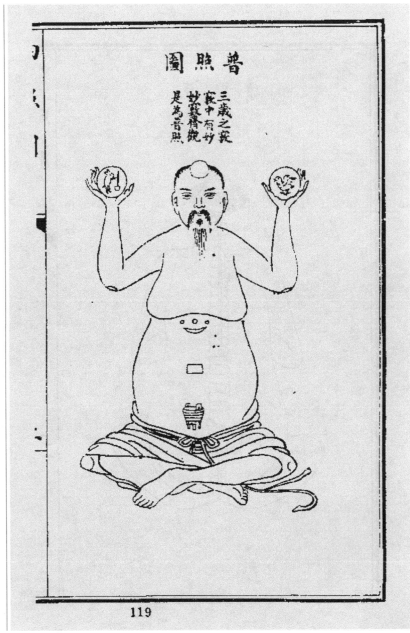

反照圖

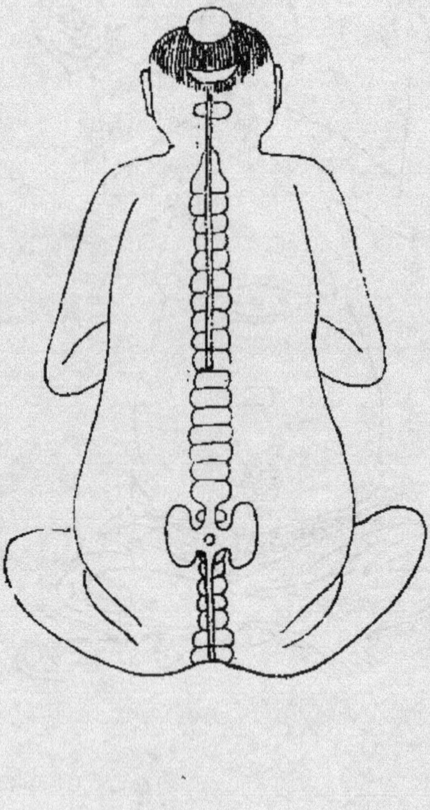

人之元氣逐日發生子時復氣到尾閭丑時臨氣到腎堂寅時泰氣到玄樞卯時大壯氣到夾脊辰時夬氣到陶道巳時乾氣到玉枕午時姤氣到泥丸未時遯氣到明堂申時否氣到膻中酉時觀氣到中脘戌時剝氣到神闕亥時坤而氣歸於氣海矣

時照圖

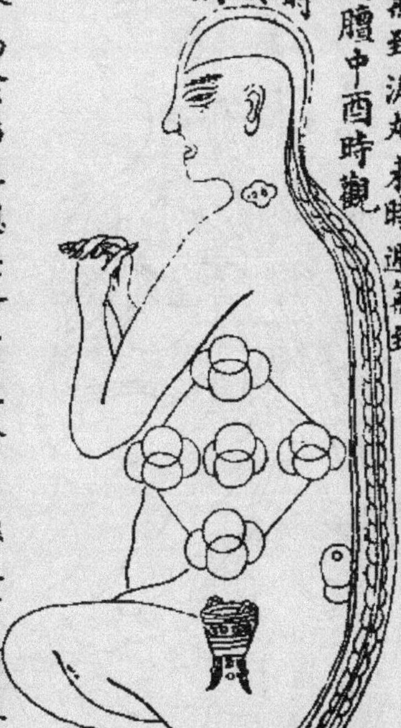

人身有任督二脈為陰陽之總任督者起於中極之下循腹裏上關元至咽喉屬陰脈之海督脈者起於下極之腧穿脊裏上風府循額至鼻屬陽脈之海鹿運尾閭蓋能通其督脈也龜納鼻息蓋能通其任脈也人能通此二脈則百脈皆通而無疾矣

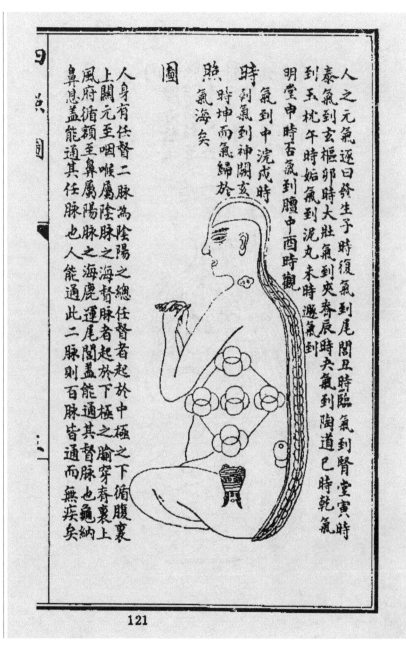

内照圖

心者君主之官也神明出焉肺者相傅之官治節出焉肝者將軍之官謀慮出焉膽者中正之官決斷出焉膻中者臣使之官喜樂出焉脾胃者倉廩之官五味出焉大腸者傳道之官變化出焉小腸者受盛之官化物出焉腎者作強之官伎巧出焉

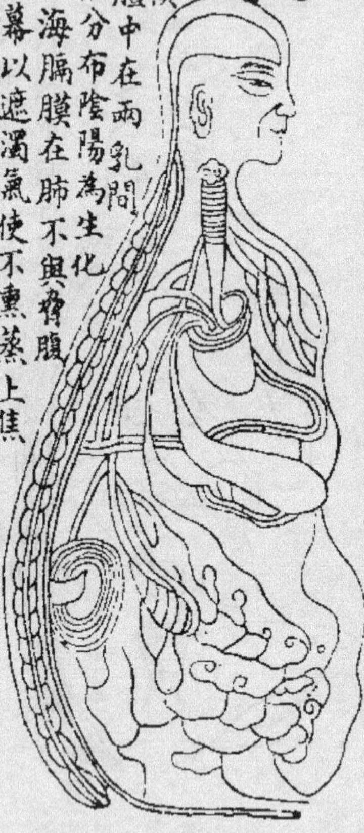

腦者髓之海諸髓皆屬之故上至尾骶俱腎主之膻中在兩乳間為氣之海能分布陰陽為生化之源故名曰海膈膜在肺不與脊脅腹周回相着如幕以遮濁氣使不熏蒸上焦幽門在大小腸之間津液滲入膀胱滓穢流入大腸變化出矣

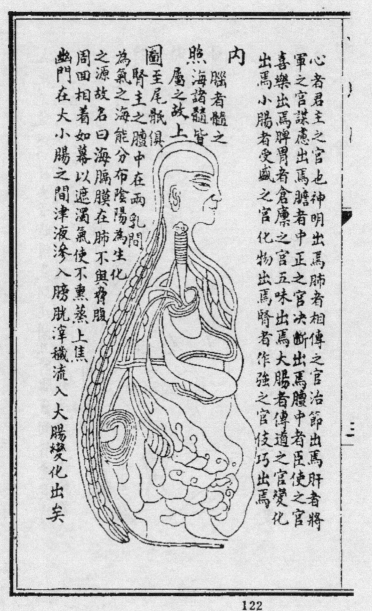

諸仙導引圖

123

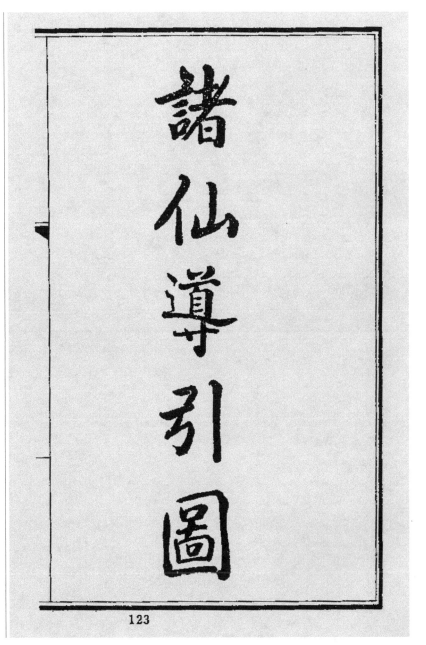

諸仙導引圖說目錄

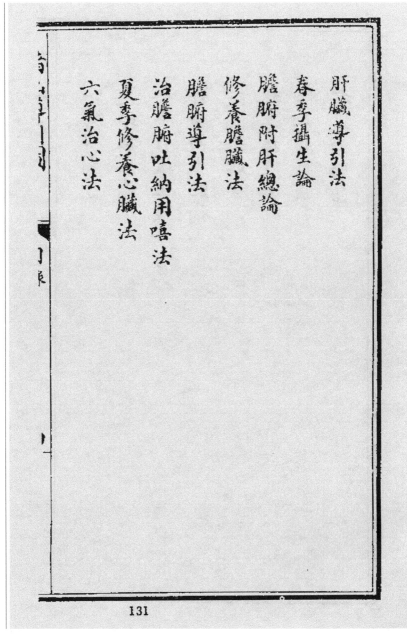

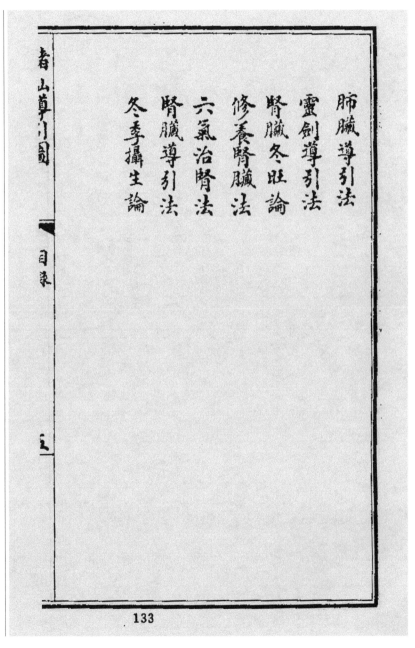

諸仙導引圖

八卦周天圖

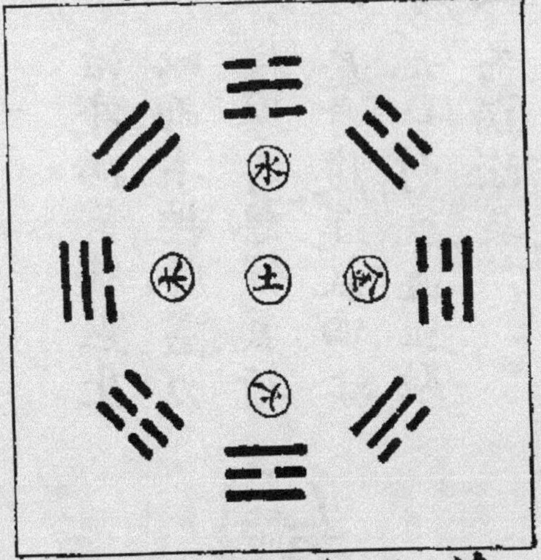

萬卷仙經語總同，金丹只此是根宗。依他坤位生成體，種自乾家交感功。莫怪天機俱漏洩，都緣學者自愚蒙。若能了得詩中意，立見三清太上翁。

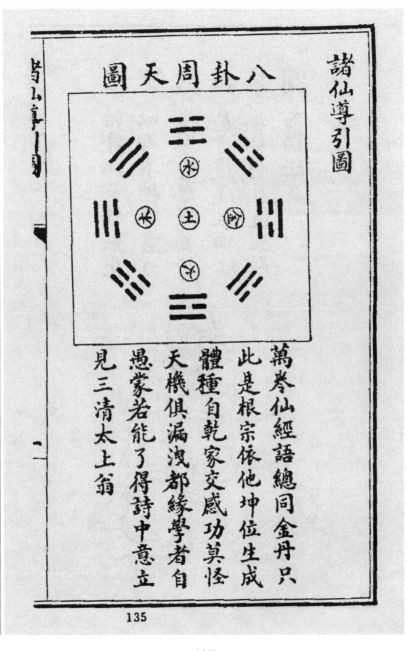

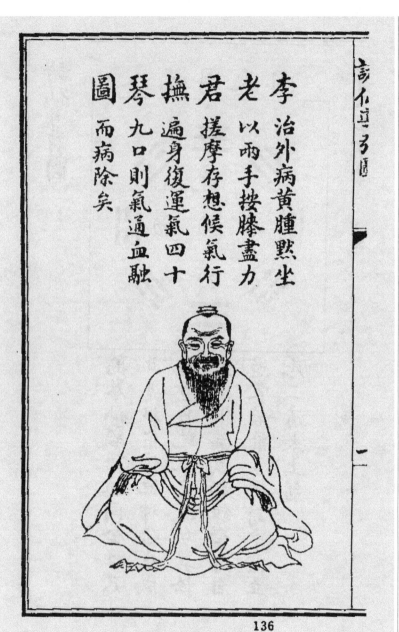

李老君撫琴圖

治外病黃腫默坐以兩手摟膝盡力搓摩存想候氣行遍身復運氣四十九口則氣通血融而病除矣

東礬丸

玄礬煆過二錢 陳皮三錢 蒼朮二錢 砂仁三錢 乾姜二錢 枳殼三錢 檳榔三錢 人參三錢

右為末煮棗肉和搗為丸早晚各一服每服四十九丸

米湯下　忌雞鵝生冷油膩

詩曰

太極未分渾是陰一陽動處見天真陰舒陽泰相符合大

道參求造化深

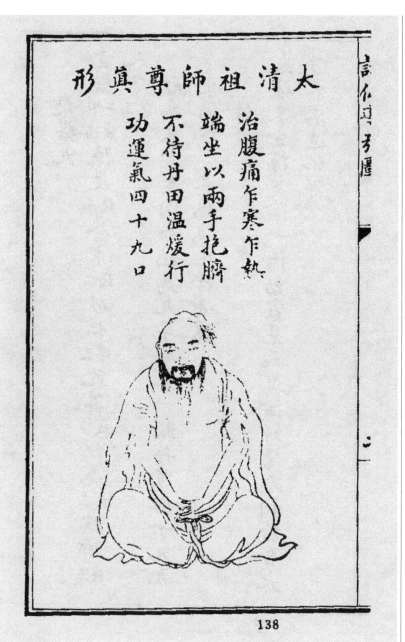

太清祖師尊真形

治腹痛乍寒乍熱
端坐以兩手抱臍
不待丹田温煖行
功運氣四十九口

導氣湯

蒼朮　香附　川芎　白芷　茯苓　神麯　陳皮

紫蘇　乾姜　甘草

各等分水煎服

詩曰

身中若遇發生時坎中取陽去補離北斗南辰顛倒轉一

時一刻立根基

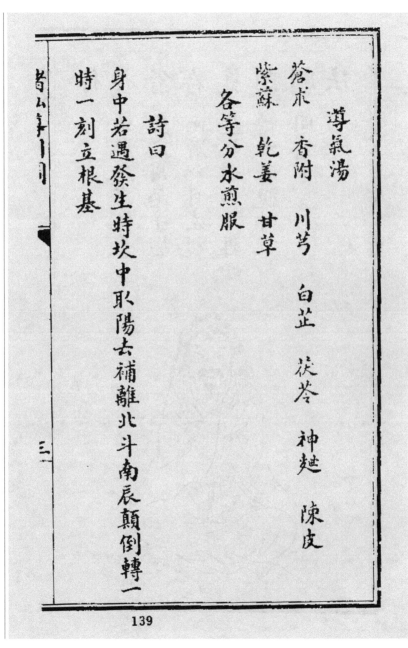

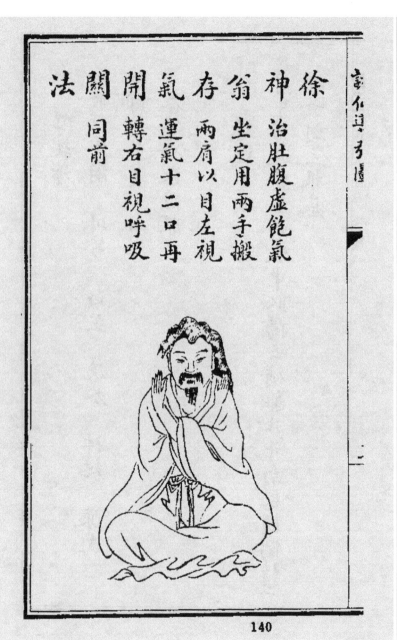

徐神翁存氣開關法

治肚腹虛飽氣

坐定用兩手搬兩肩以目左視運氣十二口再轉右目視呼吸

同前

保和丸

山查肉二兩 神麯炒 半夏姜汁製 茯苓各一兩 蘿蔔子炒

陳皮 連翹各五錢

右為末以神麯打糊為丸每服三五十丸白湯送下

詩曰

玉爐夜夜烹鉛候金鼎時時治汞乾息火不差七百二泥

丸霹靂覺生寒

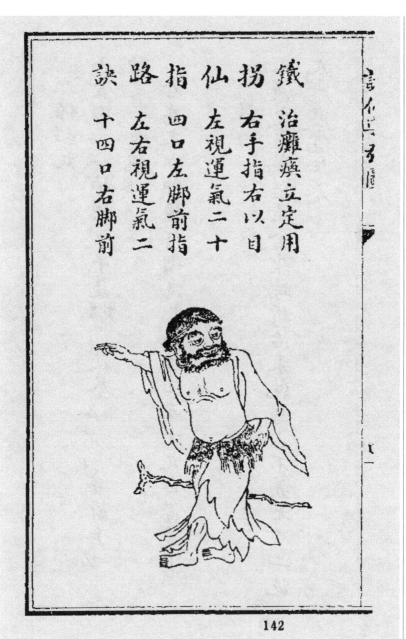

鐵拐仙指路訣

治癱瘓立定用右手指右以目左視運氣二十四口左脚前指左右視運氣二十四口右脚前

順氣散

麻黄　陳皮　烏藥　白殭蚕　川芎　白芷各一錢

甘草　桔梗　乾姜各五分　枳壳一錢

右加姜三片水煎服

詩曰

一日清閑一日仙六神和合自安然丹田有寳休尋道對

鏡無心莫問禪

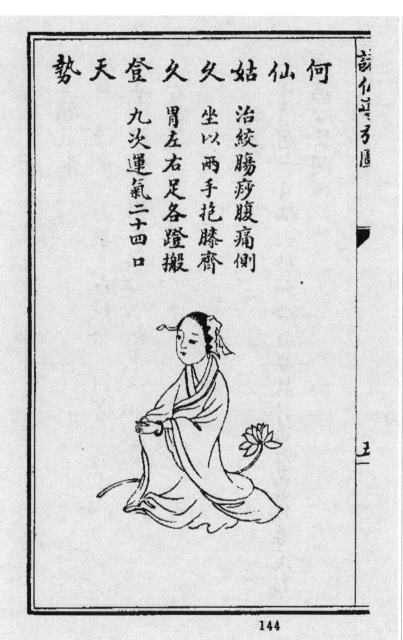

何仙姑久久登天勢

治絞腸痧腹痛側
坐以兩手抱膝齊
胃左右足各蹬攧
九次運氣二十四口

鹽湯探吐法

用鹽湯多灌探吐之自已

詩曰

人生何物是金丹恍惚眞陽向内觀天上風吹清浪拂地中雷起紫龍蟠

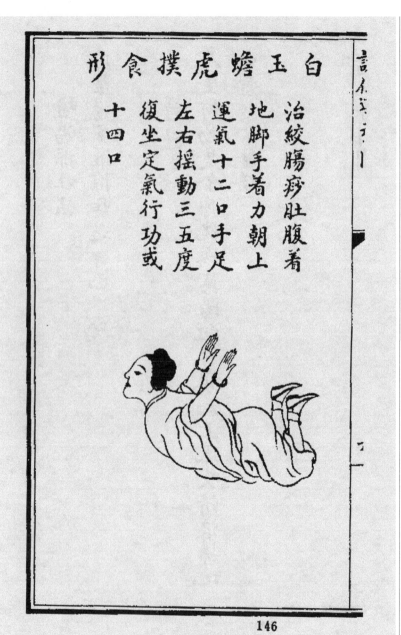

白玉蟾虎撲食形

治絞腸痧肚腹着地脚手着力朝上運氣十二口手足左右摇動三五度復坐定氣行功彧十四口

消毒散

黄芩　黄連　大黄　白芷　羌活　防風　金銀花

連翹　當歸　荆芥　甘草　天花粉

各等分水煎服

詩曰

撞透三關奪聖機衝開九竅入精微黄河倒轉無凝滞好到蟾宫上下飛

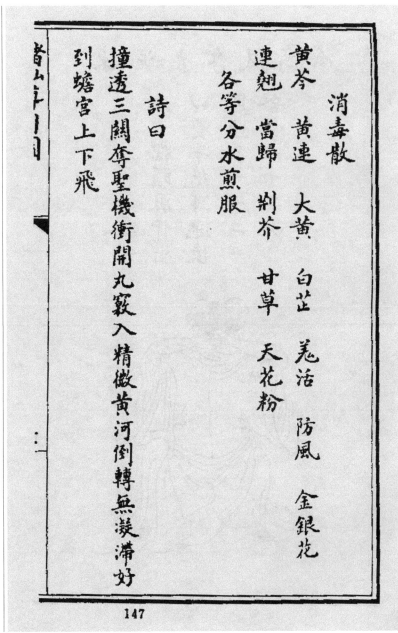

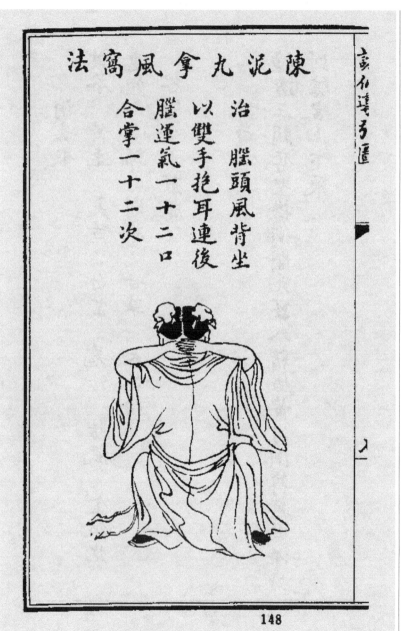

陳泥丸拿風窩法

治腦頭風背坐以雙手抱耳連後腦運氣一十二口合掌一十二次

建中大補湯

人參多 白朮多 茯苓多 甘草少 當歸中 白芍多 川芎中

熟地多 黃芪多 肉桂少 杜仲中 肉蓯蓉中 破故紙中

右加姜棗水煎不拘時服

詩曰

蚫人棍襠莫亂傳
如來即是大金仙
波斯半夜思鄉曲吹
上瀟湘歸渡船

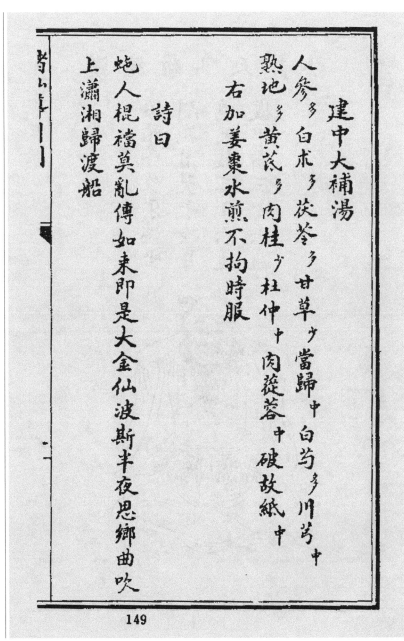

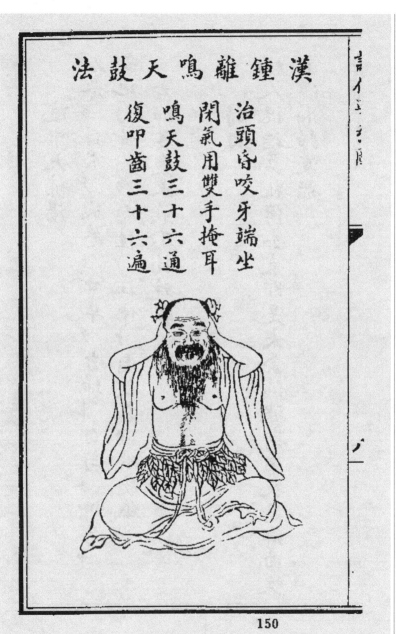

漢鍾離鳴天鼓法

治頭昏咬牙端坐
閉氣用雙手掩耳
鳴天鼓三十六通
復叩齒三十六遍

加味白虎湯

石膏煆三分 知母一錢 甘草一錢 半夏二分 麥冬八分

竹葉五箇 粳米一撮

加生薑三片水煎服

詩曰

心如明鏡連天淨性似寒潭止水同十二時中常覺照休

教昧了主人翁

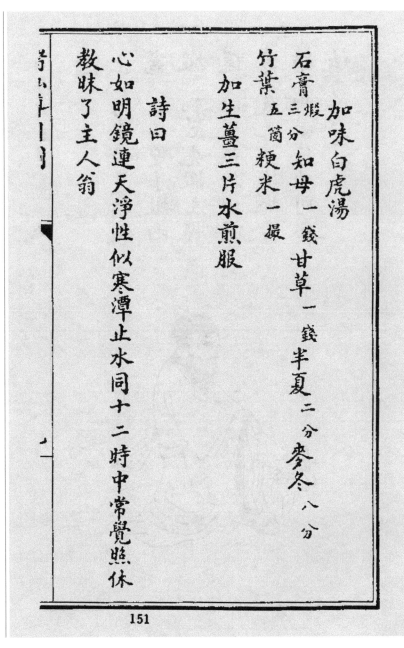

趙上竈搬運息精法

治夜夢遺精側坐用雙手搬兩脚心先搬左脚心搓熱行功運氣九口次搬右脚心行功同左

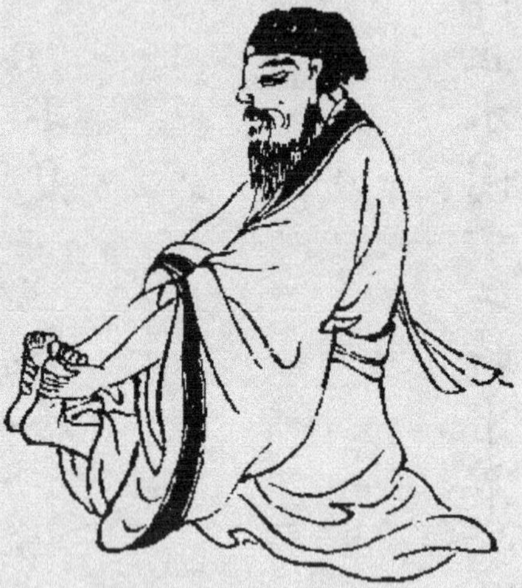

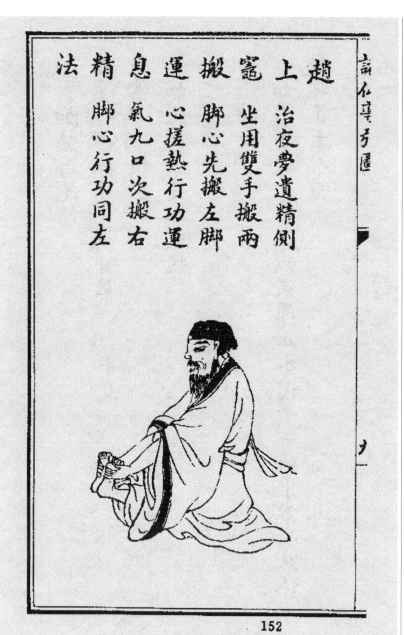

五關丸

人參六錢 棗仁 牡蠣煅 五倍子 桔礬 龍骨各五錢

茯神一兩 遠志去心一兩五錢

右煮棗肉為丸每服五六十丸空心蓮子湯下

詩曰

得道特來未有年玄關上面打鞦韆金烏好向山頭宿玉兔常居海底眠

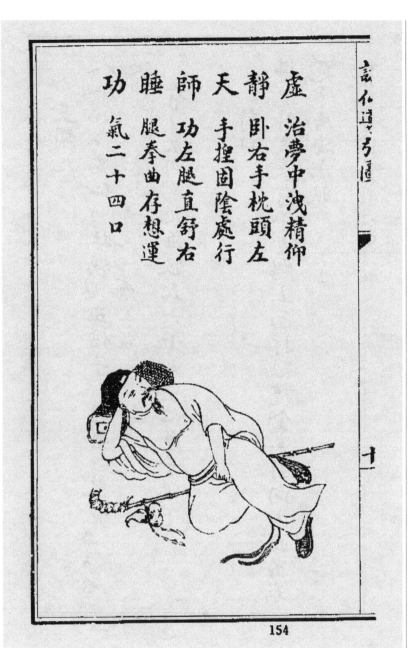

虛靜天師睡功

治夢中洩精仰臥右手枕頭左手揑固陰處行功左腿直舒右腿拳曲存想運氣二十四口

養心湯

人參　山藥　麥冬　茯神　酸棗仁　歸身　白芍

遠志　蓮鬚

各等分加姜棗蓮肉水煎服

詩曰

莫道修身都不知家家有路透玄機登程離國難説話主

人辭客好孫悽

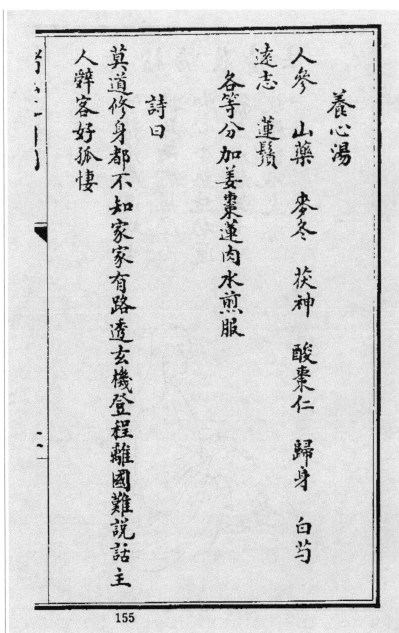

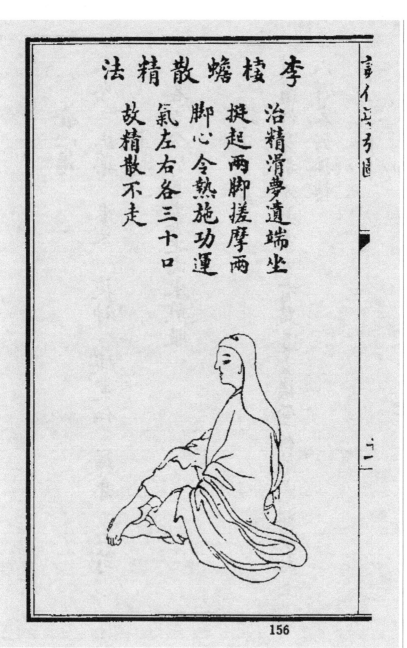

李棲蟾散精法

治精滑夢遺端坐挺起兩脚搓摩兩脚心令熱施功運氣左右各三十口故精散不走

固精丸

知母炒　黄栢各一兩　牡蠣煅　龍骨煅　芡實　蓮蕋　茯苓

遠志　山茱萸各二兩

右為細末煉蜜為丸硃砂為衣每服五十丸空心淡鹽湯下

詩曰

復姤抽添宜謹慎屯蒙沐浴要攻專若能識得生身處十月胎完出世仙

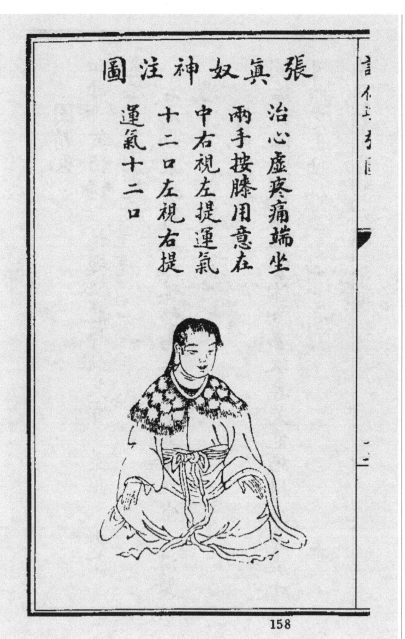

張真奴神注圖

治心虛疼痛端坐兩手按膝用意在中右視左提運氣十二口左視右提運氣十二口

158

却痛散

五靈脂一兩 蒲黃炒一兩 當歸二兩 肉桂八錢 木香七錢 石菖蒲八錢

右爲細末每服四錢水煎入鹽醋少許

詩曰

一氣薰蒸法北起三車搬運向東邊自非漏泄天機半切恐愚人受乳傳

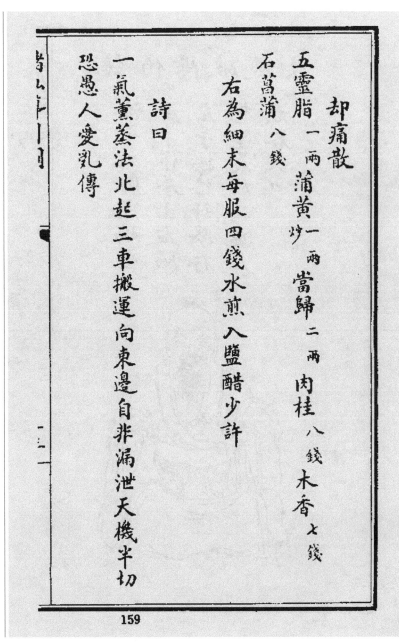

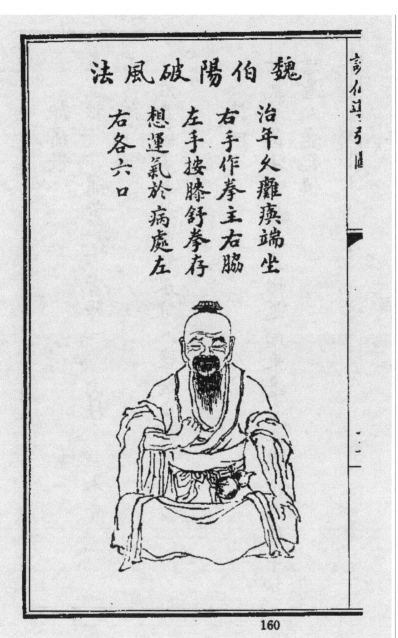

魏伯陽破風法

治年久癱瘓端坐右手作拳主右脇左手按膝舒拳存想運氣於病處左右各六口

養生虎骨散

當歸　赤芍　川續斷　白朮　藁本　虎骨各一兩

烏梢蛇肉半兩

右爲末每服二錢溫酒送下

詩曰

七寶林下竹根邊水在長溪月在天意馬心猿拴住了不

難依舊世尊前

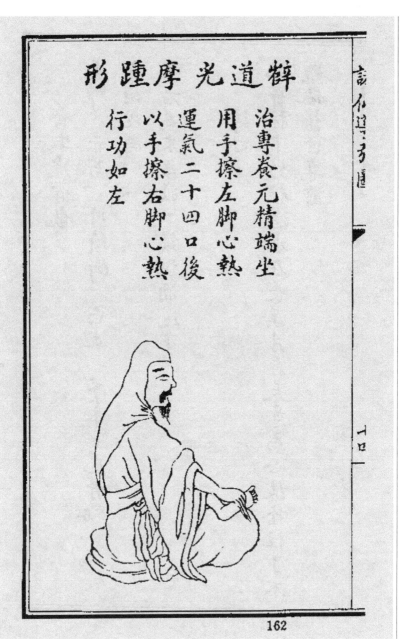

辥道光摩踵形

治專養元精端坐
用手擦左脚心熱
運氣二十四口後
以手擦右脚心熱
行功如左

龜鶴二仙膏

鹿角十斤　龜版五斤　枸杞子三十兩　人參十五兩

用罈如法熬膏以酒化服二錢至三四錢空心下

詩曰

誰信男兒却有胎分明臍下産嬰孩四肢五臟筋骸就白

日飛昇到碧台

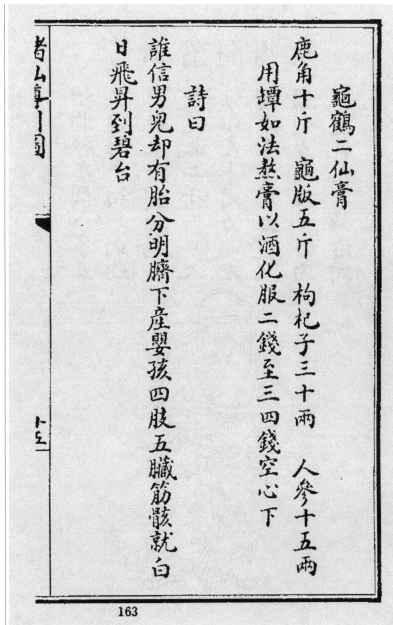

葛仙翁開胸訣

治胸膛痞悶八字立定将兩手相叉向胸前往来摩到無論遍數運氣二十四口又法以左手用力向左而右手亦用力隨之頭則力向右目力內視運氣九口換右同

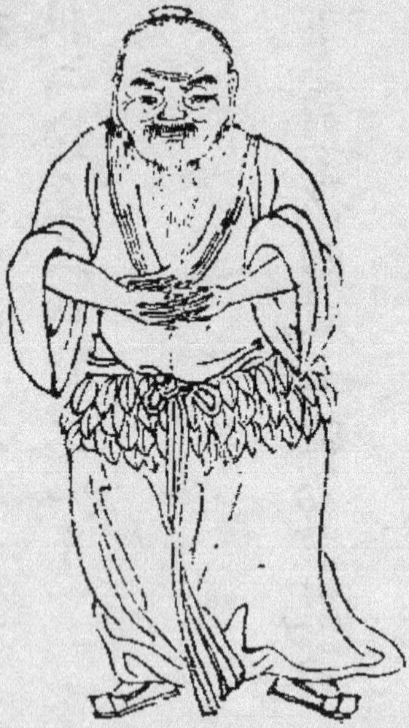

寬中散

枳殻炒 桔梗 茯苓 半夏 陳皮 厚樸 香附

砂仁

各等分加姜片水煎服

詩曰

吾人不與世人同曾向華池施大功一粒丹成消無刼雙

雙白鶴降天宮

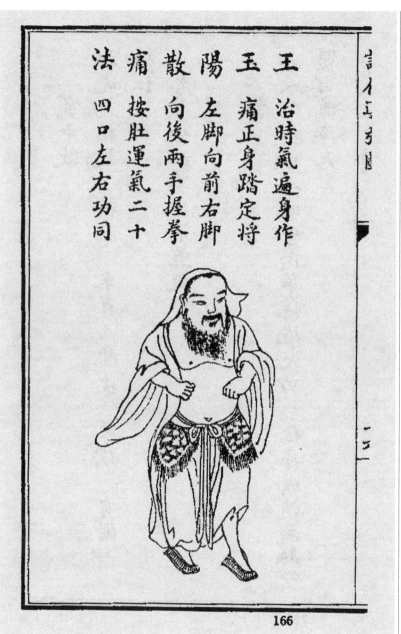

王玉陽散痛法

治時氣遍身作痛正身踏定将左脚向前右脚向後兩手握拳按肚運氣二十四口左右功同

人參順氣散

川芎中 桔梗中 白芷中 陳皮多 枳殼多 甘草多 麻黄中

烏藥多 人參中 羌活多

水煎服

詩曰

海外三山一洞天金樓玉室有神仙大丹煉就爐無火桃

李開花知幾年

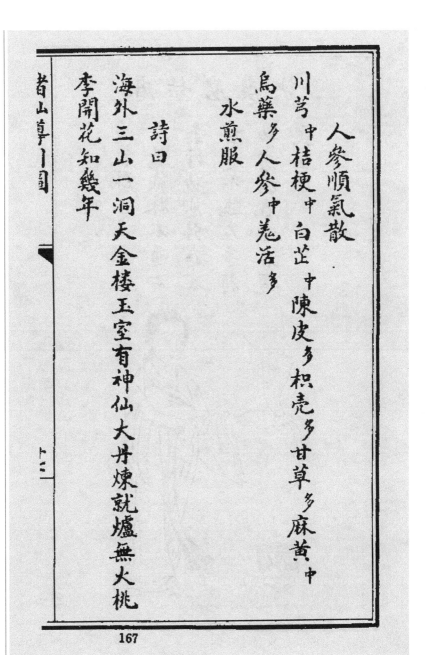

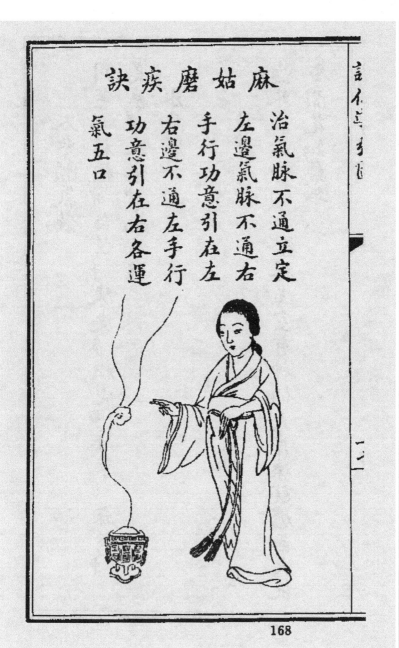

麻姑磨疾訣

治氣脉不通立定左邊氣脉不通右手行功意引在左右邊不通左手行功意引在右各運氣五口

木香流氣飲

半夏　青皮　甘草　莪朮　檳榔　香附　草果
白芷　木瓜　人參　木通　藿香　丁香　陳皮
紫蘇　肉桂　厚樸　木香　麥冬　白朮　菖蒲
大腹皮　赤茯苓　右加姜三片棗一枚煎服

詩曰

曹溪教外別留傳悟者何人有後先性地圓融成一片心
珠明朗照三田

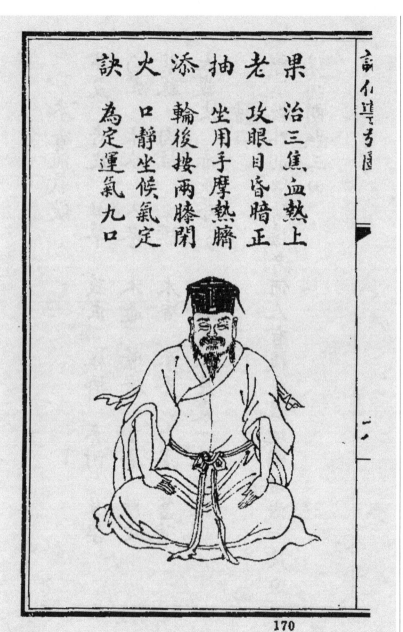

果老抽添火訣

治三焦血熱上攻眼目昏暗正坐用手摩熱臍輪後按兩膝閉口靜坐候氣定為定運氣九口

菊花散

羌活　木賊　黄連　川芎　荆芥　防風　當歸
白芍　甘草　黄芩　甘菊花　蔓荆子各等分
水煎食後服

詩曰

一步為足未悠游吾今背痛甚堪憂磨手項弓真消息崑
崙冰雪不能流

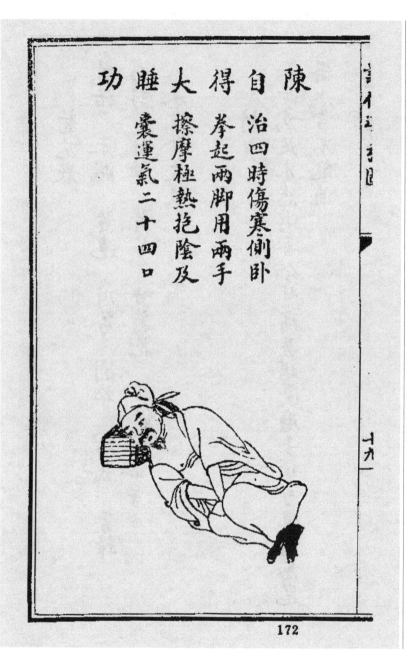

陳自得大睡功

治四時傷寒側臥拳起兩脚用兩手擦摩極熱抱陰及囊運氣二十四口

羌活如效散

羌活多獨活多白芷中陳皮中紫蘇中山查中草果中防風多乾葛中半夏中甘草中蒼朮中柴胡中黃芩中川芎中

加姜三片葱三根水煎熱服取汗

詩曰

誰識栽花劉道子騎龍跨虎打金球被吾撇在天宮裡贏得三千八百籌

石杏林煖丹田訣

治小腸氣冷疼端坐以兩手相搓摩令熱極復向丹田行功運氣四十九口

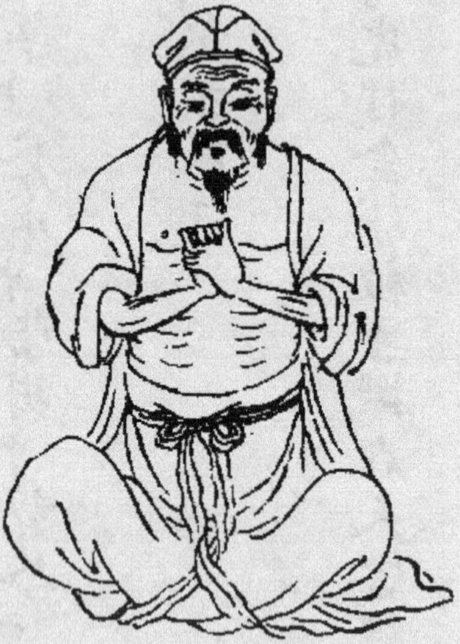

加味五苓散

猪苓　澤瀉　白朮　茯苓　官桂　茴香　檳榔
木通　金鈴子　橘核仁
加水煎服

詩曰

河車搬運周三關滚滚漕溪不敢閑補瀉泥丸宫内去道
遥歸上玉京山

韓湘子活人心形

治腰曲頭搖立定低頭彎腰如揖拜下行功其手須與脚尖齊運氣二十四口

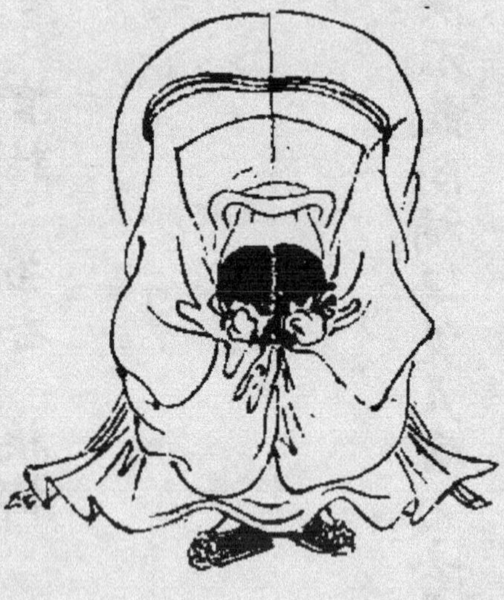

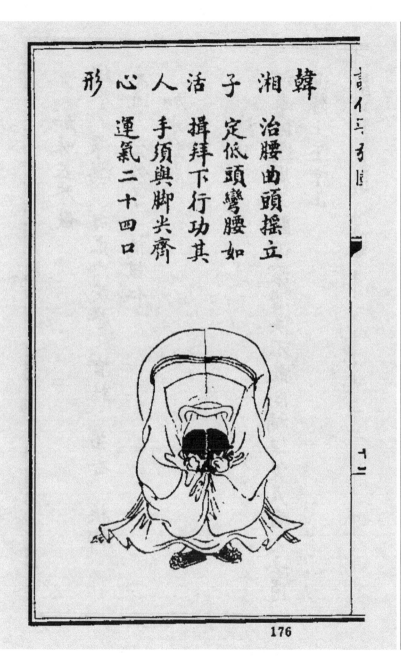

舒經湯

羌活 防己 白朮 當歸 白芍 片子姜黃各一兩

甘草 海桐皮一兩

每服三錢姜十片煎服

詩曰

日月分明説與賢心猿意馬想丹田真空覺性常不昧九

轉功成作大仙

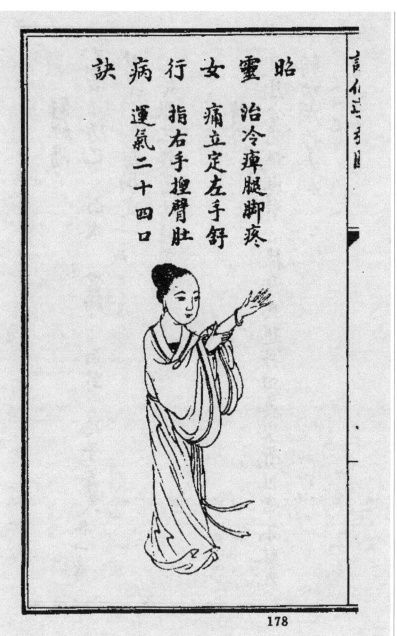

昭靈女行病訣

治冷痺腿脚疼
痛立定左手舒
指右手捏臂肚
運氣二十四口

防風天麻散

天麻　防風　甘草　川芎　羌活　當歸　白芷

滑石二兩　草烏頭　白附子　荆芥穗各五錢

右共為末熱酒化蜜少許調藥半錢加至一錢服覺藥

力運行微麻為度

詩曰

性命二字各自别兩般不是一枝葉性中别了陰山鬼修

命陽神超生滅

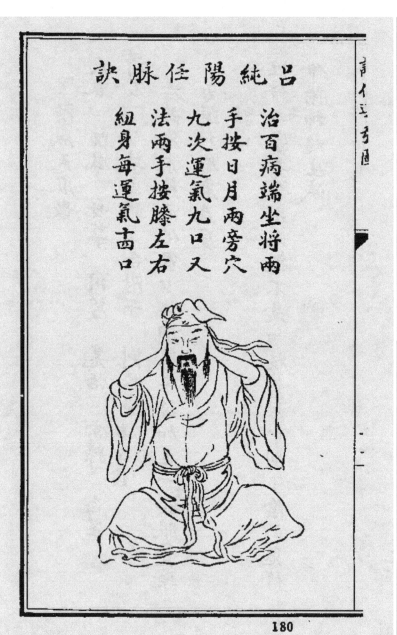

呂純陽任脉訣

治百病端坐將兩手按日月兩旁穴九次運氣九口又法兩手按膝左右紐身每運氣廿四口

治百病簡易方

用威靈仙一味於冬月丙丁戊己日採陰乾擣篩爲末溫酒調下二錢忌茶茗宜於不聞水聲處採之者良飲者空心服夏無瘟疫秋無瘧痢百病俱宜

詩曰

返本還原已到乾能升能降號飛仙此中便是丹還理不遇奇人誓不傳

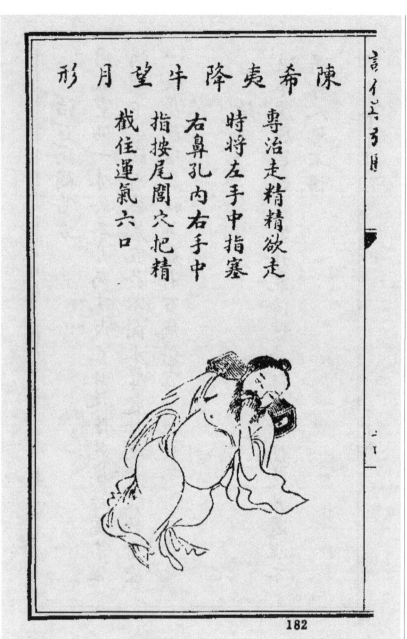

陳希夷降牛望月形

專治走精精欲走時將左手中指塞右鼻孔內右手中指按尾閭穴把精截住運氣六口

神芎湯

人參　枸杞　升麻　川芎　遠志　黄茋　甘草

歸身　杜仲炒　白朮　地骨皮　破故紙炒

各等分加生姜一片蓮子去心七箇水煎服

詩曰

嬰兒在坎水中坐姹女在離火内居匹配兩家作夫婦十

月産箇定顆珠

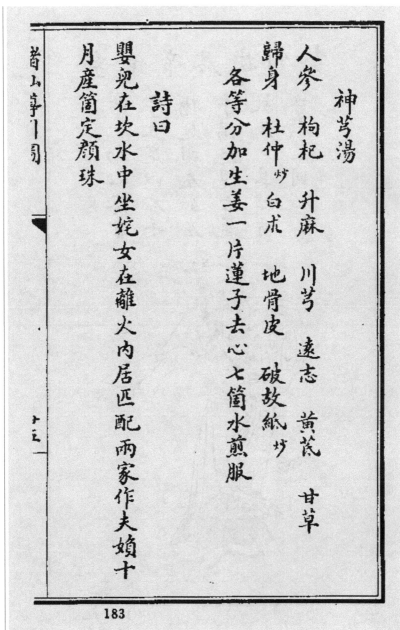

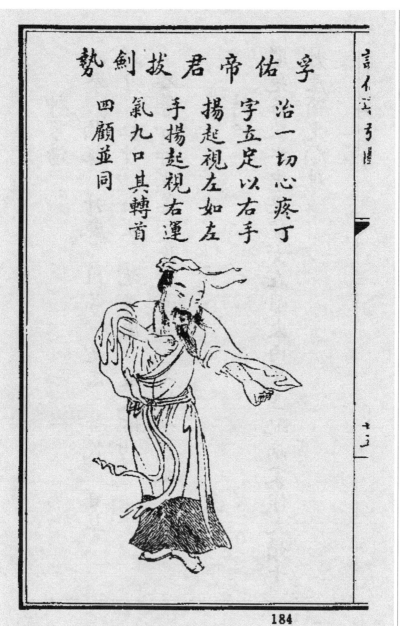

孚佑帝君拔劍勢

治一切心疼，丁字立定，以右手揚起，視左，如左手揚起，視右，運氣九口，其轉首四顧並同

落盞湯

玄胡索　五靈脂（烧至烟盡）　建蔻仁各六分　良薑　石菖蒲

厚樸　陳皮　藿香各一錢　枳壳　蘇梗各六分

用水煎服

詩曰

一月三旬一遇逢，以時易日法神功，守城野戰知凶吉，增得靈砂滿頂紅。

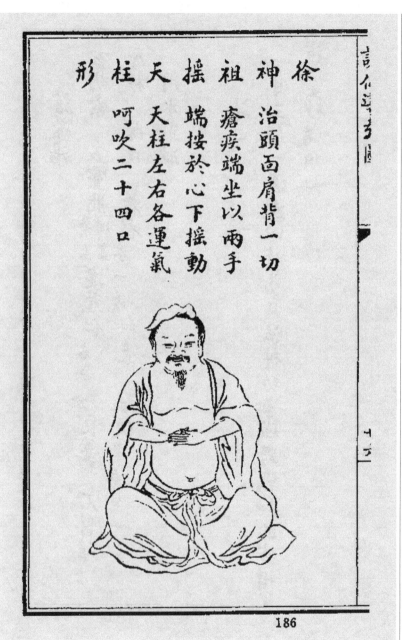

徐神祖搖天柱形

治頭面肩背一切瘡疾端坐以兩手端按於心下搖動天柱左右各運氣呵吹二十四口

清熱勝濕湯

黃柏鹽水拌炒　羌活　澤瀉　蒼朮製　杜仲炒　白芍酒炒　木瓜

威靈仙　陳皮各一錢　甘草五分　牛膝八分

加薑三片水煎服

詩曰

朝朝金鼎透飛烟氣色河車運上天日露遍空滋味稟靈

泉一派湧長川

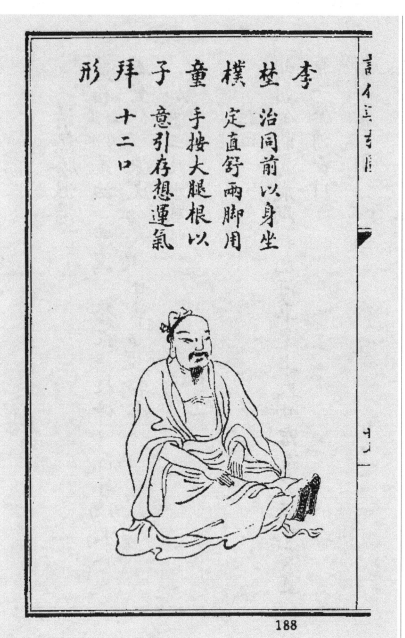

李埜樸童子拜形

治同前以身坐定直舒兩脚用手按大腿根以意引存想運氣十二口

羌活白芷湯

柴胡　茯苓　防風　荆芥　黃連　澤瀉　當歸

白朮　蔓荆　石羔　蒼朮　辛夷　生地　川芎

藁本　甘草　白芷　羌活　黃芩　細辛　芍藥

各等分加生姜水煎服

詩曰

獨步坤方合聖功迴還乾地老陽中八卦周流搬運轉丹

成咫尺即天宮

曹國舅脫靴勢

治腳腿肚腹疼痛立定右手作扳墻勢左手垂下右腳向前虛蹬運氣一十六口左右同

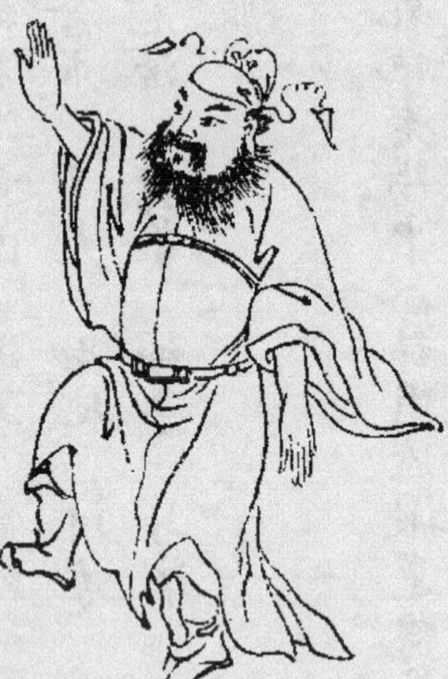

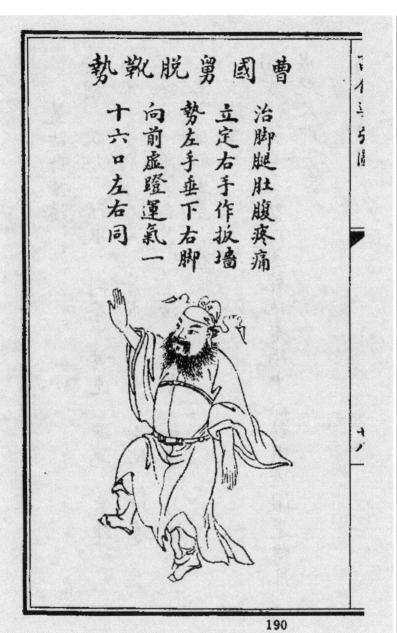

羌活鞠越湯

羌活　川芎　蒼朮炒　白芷　南星製　當歸　神麯各一錢
砂仁　桂枝　防己　木通各八分
加姜三片水煎服

詩曰
猛火燒身無奈何時光影裡苦無多車輪又向心中轉要時請出古彌陀

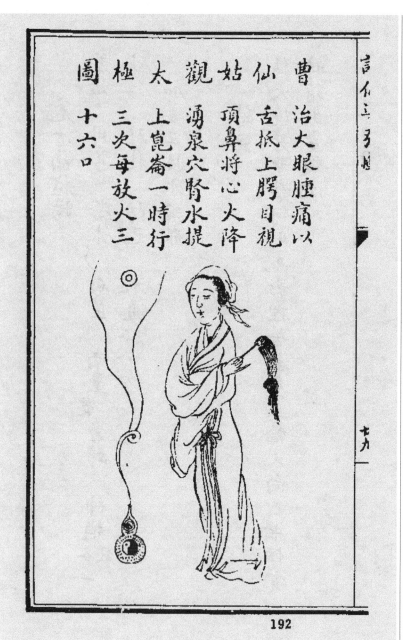

曹仙姑觀太極圖

治大眼腫痛以舌抵上腭目視頂鼻將心火降湧泉穴腎水提上崑崙一時行三次每放火三十六口

明目流氣飲

當歸 白芍 生地 龍膽草 柴胡 黃連 枝子

丹皮各一錢 大黃酒煮晒乾又煮又晒三七次為度二錢

右用水煎服

詩曰

降龍伏虎說有年，龍不降兮虎不眠。若把兩般相制伏，行看滄海變桑田。

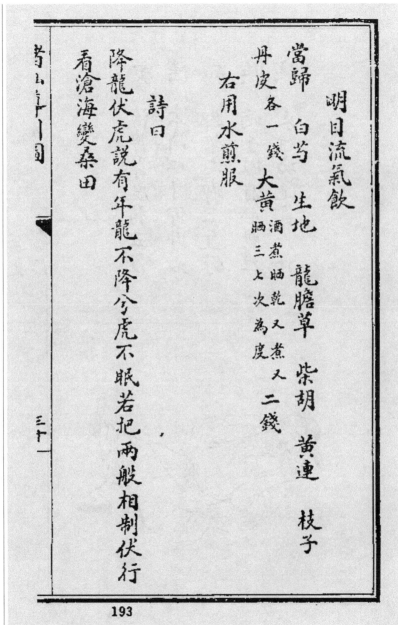

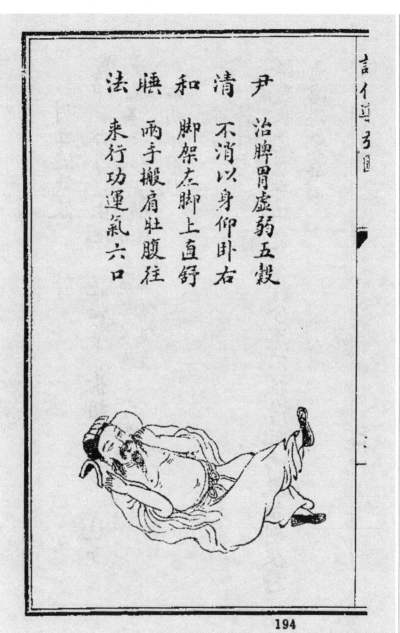

尹清和睡法

治脾胃虛弱五穀不消以身仰卧右脚架左脚上直舒兩手搬肩壯腹往来行功運氣六口

健脾方

白朮土炒 枳實炒 陳皮 麥芽炒 神麯炒 山藥 茯苓

蒼朮炒各一兩 厚樸製八錢 木香五錢

以陳米粉糊為丸每服六七十丸米飲下

詩曰

大喊一聲如霹靂共君相守不多時今日方知金烏意撒手常行獨自歸

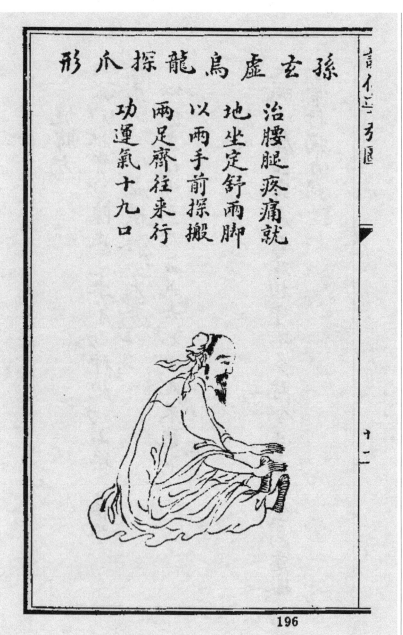

孫玄虛烏龍探爪形

治腰腿疼痛就
地坐定舒兩脚
以兩手前採搬
兩足齊往来行
功運氣十九口

牛膝酒

地骨皮　五加皮　薏苡（炒）　川芎　牛膝（各二兩）　甘草

生地（三兩）　海桐皮（一兩半）　羌活（一兩）　杜仲（炒二兩）

用無脚好酒如法煮熟每服一二盃日常三四次常令酒氣不脫

詩曰

火取南方赤龍血水湧北山黑虎精和合二物居一處嬰兒養就是長生

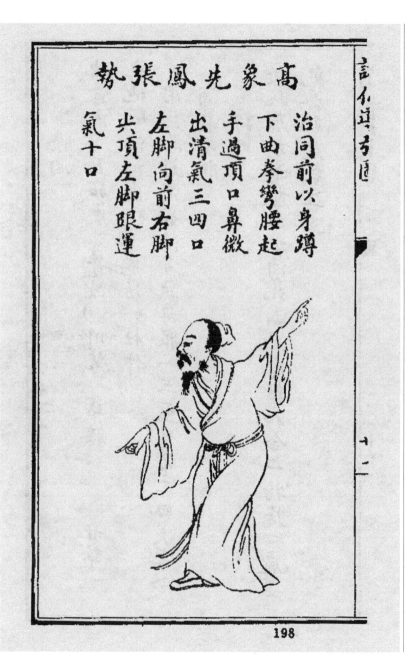

高象先鳳張勢

治同前以身蹲下曲拳彎腰起手過頂口鼻微出清氣三四口左脚向前右脚尖頂左脚跟運氣十口

流氣飲

羌活　蒼朮　川芎　當歸　香附　白芍　陳皮

半夏　木香　枳殼　木通　甘草　檳榔　紫蘇

各等分水煎服

詩曰

如來斷臂少人知華池枯竭好孫悽麒麟掣斷黃金鎖獅

子沖開白玉梯

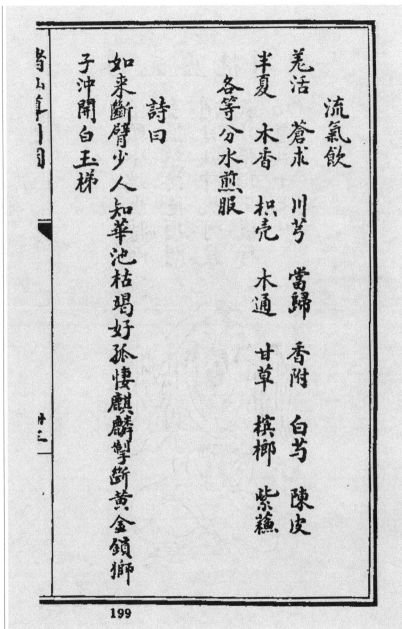

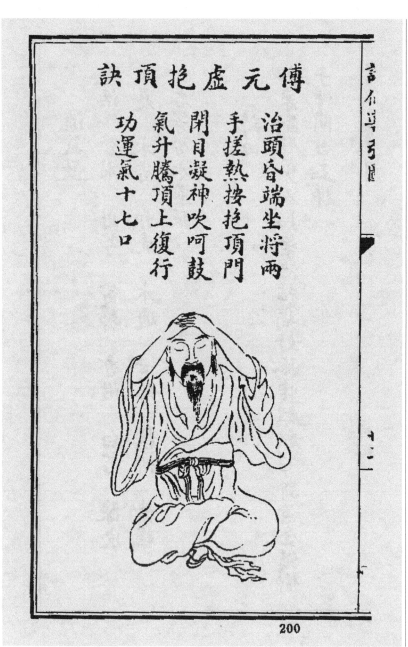

傅元虛抱頂訣

治頭昏端坐将兩
手搓熱按抱頂門
閉目凝神吹呵鼓
氣升騰頂上復行
功運氣十七口

大黄湯

用錦紋大黄酒蒸七次為末茶調三錢服之立效

詩曰

水雲游戲到西方認得真身堅固剛煉就金丹吞入腹五

明宮内禮虚皇

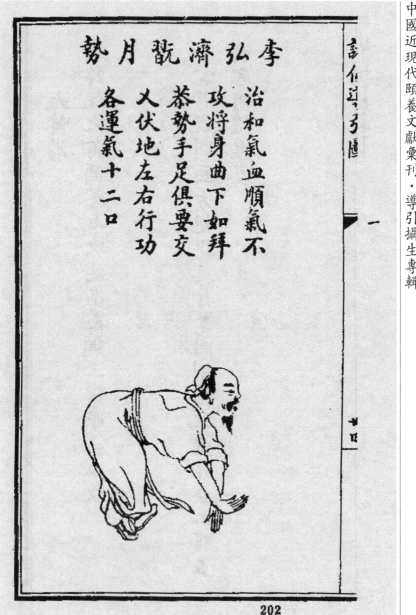

李弘濟翫月勢

治和氣血順氣不攻將身曲下如拜恭勢手足俱要交又伏地左右行功各運氣十二口

和氣養血湯

紫蘇莖葉一錢 羌活一錢 半夏八分 青皮八分 陳皮八分
桑白皮八分 大腹皮七分 木通八分 赤芍一錢 甘草五分
當歸一錢 肉桂三分 赤茯苓八分

水煎服

詩曰

一回進火一回陽，龍虎盤旋時降光。陰魄和鉛隨日轉，陽魂與汞遂時昌。

鐵拐李靠拐勢

治腰背疼痛背手立住以拐頂腰左邊靠之運氣一百八口分三咽後用膝跪下掃地擺進數次右同法

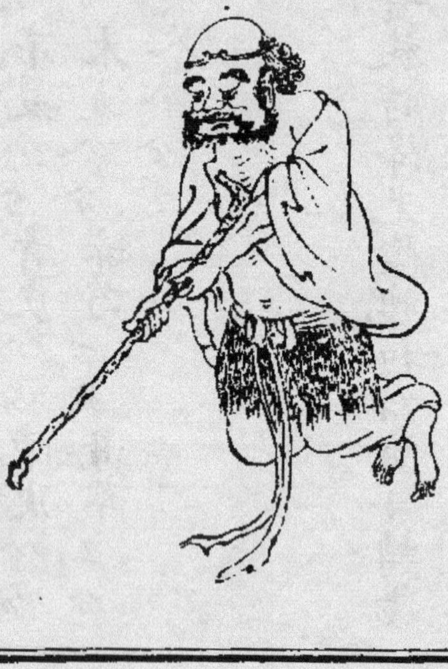

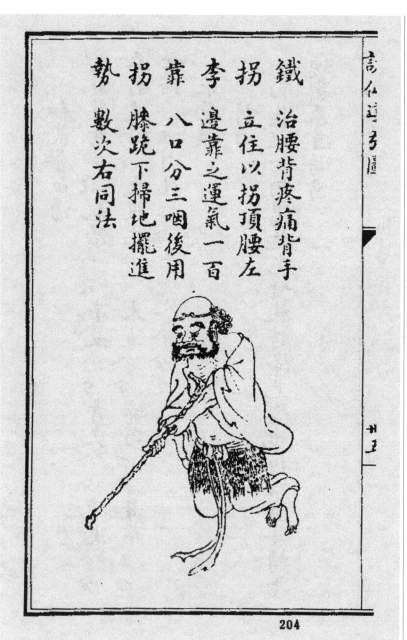

當歸治痛法

羌活 甘草炙 黃芩酒浸 茵陳酒炒各五錢 人參 升麻

苦參酒洗 葛根 蒼朮各二錢 防風 歸身 知母酒洗

茯苓 澤瀉 豬苓各三錢

每服八錢水煎不拘時服

詩曰

蘆芽穿膝兩邊分后女戴帽辮前程立雪絕倒腰臍上梁

柱根折尾兒傾

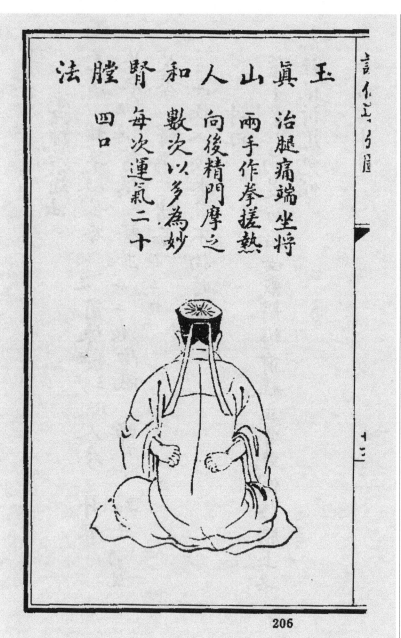

玉真山人和腎膛法

治腿痛端坐将兩手作拳搓熱向後精門摩之數次以多為妙每次運氣二十四口

海桐皮飲

海桐皮　五加皮　川獨活　枳殼　防風　杜仲炒
牛膝酒浸　薏苡仁炒各一兩半
用好酒入藥煮去火毒空心午前各一服

詩曰

兩乳汁流最可悲這般消息少人識淮漢河海皆枯竭釣
公臺下上來時

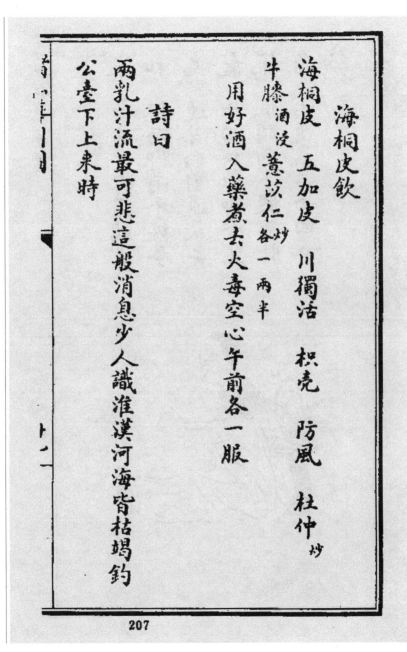

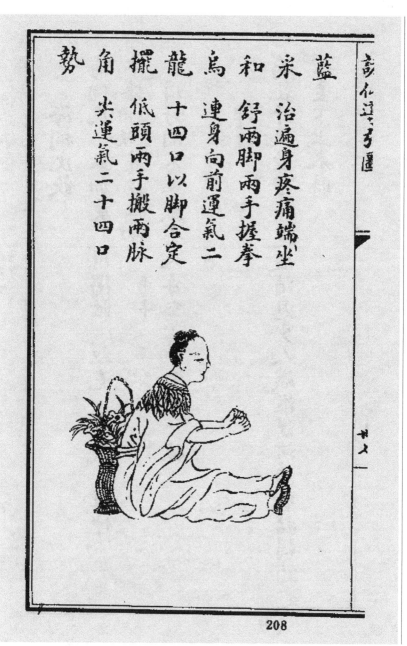

藍采和烏龍擺角勢

治遍身疼痛端坐舒兩脚兩手握拳連身向前運氣二十四口以脚合定低頭兩手搬兩脉尖運氣二十四口

香砂苓皮飲

茯苓皮　大腹皮　五加皮　生姜皮　桑白皮

枳殼　砂仁　白术　木香　蘿蔔子炒　木通　澤瀉

猪苓

右劑各等分水煎食遠服

詩曰

龍虎煉成九轉功能驅日月走西東若能火候抽添法金

液還丹滿頂紅

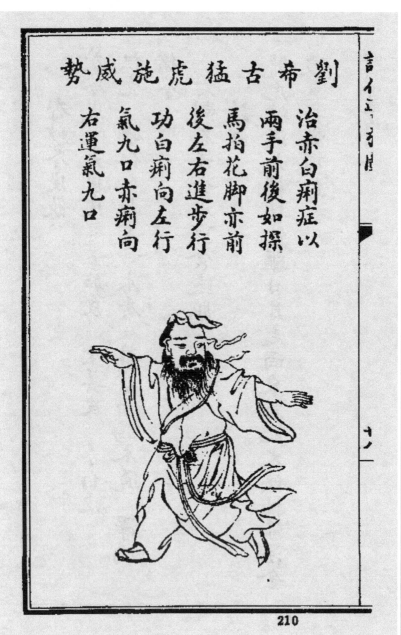

劉希古猛虎施威勢

治赤白痢症以兩手前後如探馬掐花脚亦前後左右進步行功白痢向左行氣九口赤痢向右運氣九口

白芍藥湯

白芍 當歸各一錢 大黄二錢 木香五分 黄連一錢

黄柏 檳榔各八分 甘草七分

右判一劑水煎服

詩曰

釋迦寂滅非真死達摩西来亦是仙但願世人明此理同

超彼岸不須船

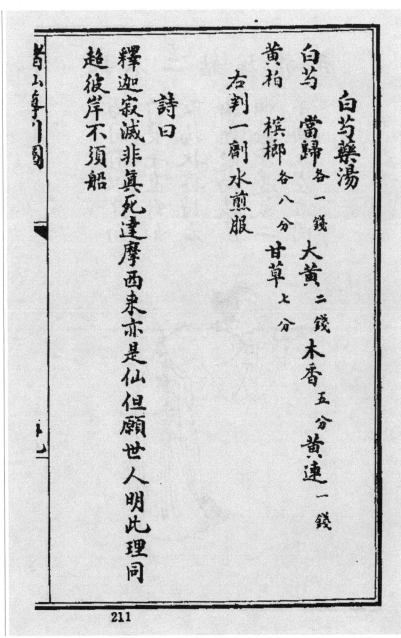

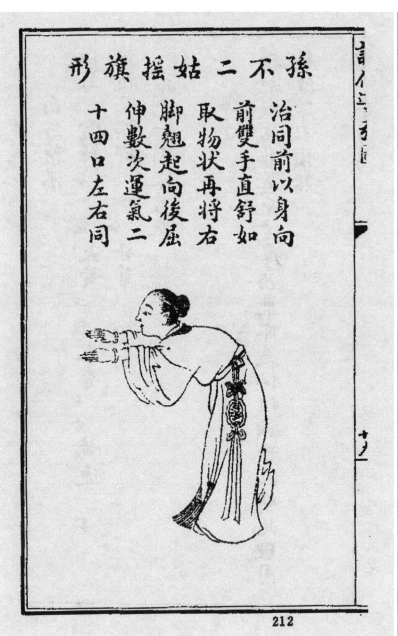

孫不二姑摇旗形

治同前以身向前雙手直舒如取物狀再將右腳翹起向後屈伸數次運氣二十四口左右同

眞人養臟湯

當歸一錢 茯苓一錢 白芍一錢 人參三分 木香三分

白朮一錢 肉荳蔻六分 訶子六分 肉桂三分

右劑水煎服

詩曰

豎起玄天皂纛旗，消除赤白痢災危。功滿自然居物外，人間寒暑任輪迴。

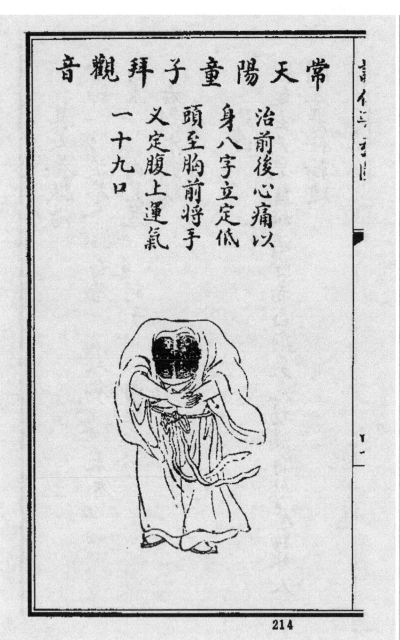

常天陽童子拜觀音

治前後心痛以身八字立定低頭至胸前将手义定腹上運氣一十九口

枳實二陳湯

半夏　陳皮　枳實　砂仁　香附　木香　厚樸

茴香　玄胡　艸豆蔻　紫蘇莖葉各等分

右一劑加姜三片水煎服

詩曰

行持心月澄萬物住處紳珠照十方靜坐常禮眞自在眠

時休想眼前花

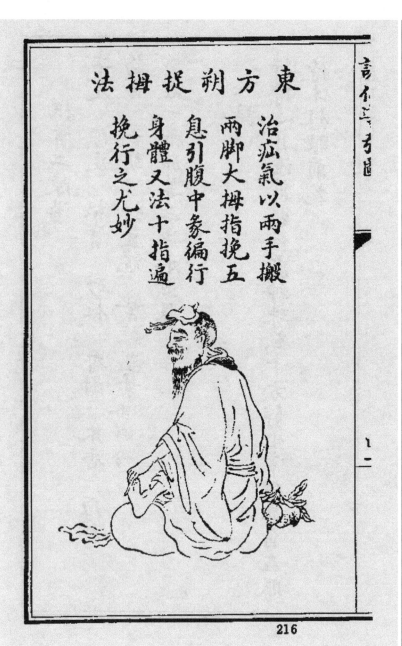

東方朔捉拇法

治疝氣以兩手攦兩脚大拇指挽五息引腹中象徧行身體又法十指遍挽行之尤妙

茴香丸

茯苓　白朮　山查各一兩　枳實八錢　大茴香炒一兩

吳茱萸炒一兩　橘核仁炒二兩　荔枝核一兩

共研細末煉蜜為丸每丸重一錢五分空心細嚼薑湯

送下

詩曰

白鶴飛來下九天數聲嘹亮出輝烟日月不催人自老不

如訪道學神仙

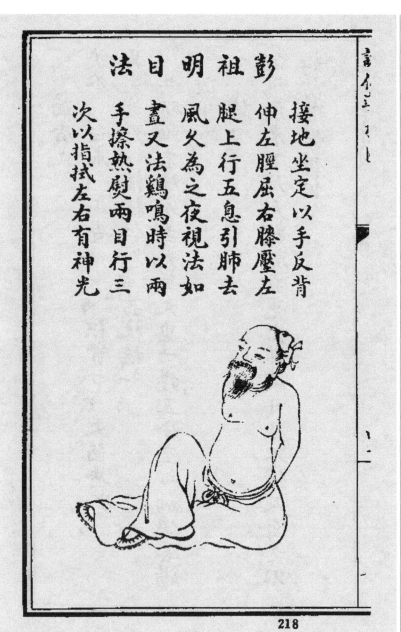

彭祖明目法

接地坐定以手反背伸左脛屈右膝壓左腿上行五息引肺去風久為之夜視法如晝又法鷄鳴時以兩手搽熱熨兩目行三次以指拭左右有神光

明目地黃丸

生地酒洗　熟地各四兩　知母鹽水炒　黃柏酒炒各二兩　兔絲子酒製

獨活二兩　甘枸杞　川牛膝酒洗三兩　沙苑蒺藜

右為末蜜丸梧子大每服八十丸夏月淡鹽湯下餘月酒下

詩曰

長生不在說多言便向坎離采汞鉛煉就大丹三十兩玉

皇天詔定來宣

陳希夷左側睡功圖

調和眞氣正朝元
心息相依念不偏
三物長居於戊己
虎龍盤結大丹圓

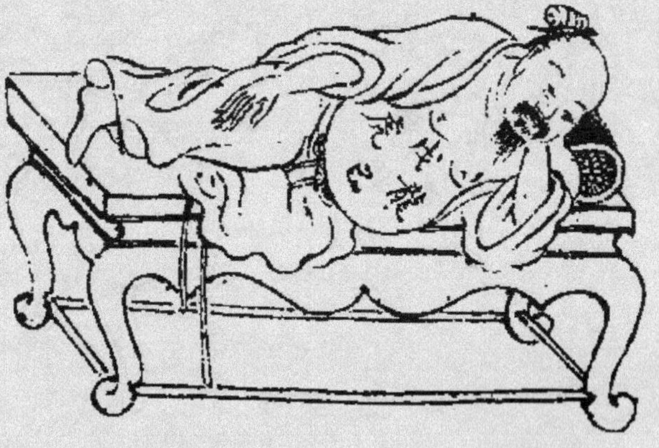

221

陳希夷左側睡功圖

肺氣長居於坎位
肝氣却向到離宮
運氣呼來中位合
五氣朝元入太空

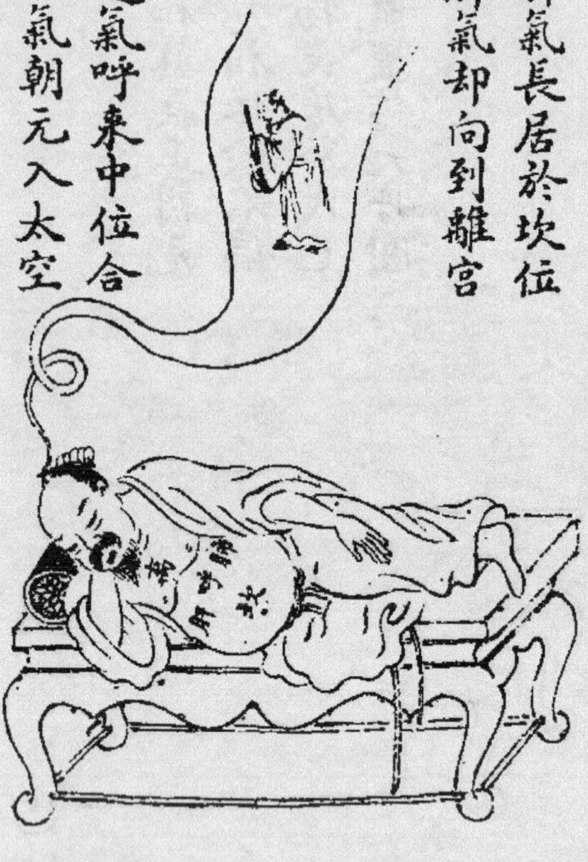

四季調攝摘錄

春令修養肝臟法

以春三月朔旦東面平坐叩齒三通閉氣九息吸震宮清氣入口九吞之以補肝虛受損以享青龍之氣

六氣治肝法 祕訣曰噓以治肝要兩目睜開為之口吐鼻取不使耳聞

治肝臟用噓法以鼻漸漸引長氣以口噓之肝病用大噓三十遍以目睜起以出肝邪氣去肝家邪熱亦去四肢壯熱眼昏胬肉赤紅風痒等症數噓之綿綿相次不絕為妙

疾平即止病止又恐肝虛當以噓字作吸氣之聲以補之使肝不虛而他臟之邪不得以入也大凡六字之訣不可太重恐損眞氣人能常令心志內守不為怒動而生喜悅則肝病不生故春三月木旺天地氣生萬物榮茂欲安其神者當止殺傷則合乎太清以順天地發生之氣夜臥早起以合養生之道

肝臟導引法

治肝以兩手相重按肩上徐徐緩捩身左右各三遍又可

正坐兩手相叉翻覆向胸三五遍此能去肝家積聚風邪毒氣不令病作一春早暮須念念為之不可懈惰方有成效

春季攝生論

春三月此謂發陳天地俱生萬物以榮夜臥早起廣步于庭披髮緩行以使志生生而勿殺與而勿奪賞而勿罰此養氣之主養生之道也逆之則傷肝肝木味酸木能勝土土屬脾主甘當春之時食味宜減酸益甘以養脾氣春陽

初升萬物發萌正二月間乍寒乍熱高年之人多有宿疾
春氣所攻則精神昏倦宿疾發動又兼去冬以來擁爐薰
衣啗炙炊煿成積至春因而發泄致體熱頭昏壅隔涎嗽
四肢倦怠腰脚無力皆冬所蓄之疾常當體候若稍覺發
動不可便引疏別之藥恐傷臟腑別生餘疾惟用消風和
氣涼膈化痰之劑或選食治方中性稍涼利飲食調停以
治自然通暢若無疾狀不可吃藥春日融和當眺園林亭
閣虛敞之處用攄滯懷以暢生氣不可兀坐以生他鬱飲

酒不可過多人家自造米麵團餅多傷脾胃最難消化老人切不可以飢腹多食以快一時之口致生不測天氣寒暄不一不可頓去棉衣老人氣弱骨踈體怯風冷易傷腠裡時備夾衣過煖易之一重漸減一重不可暴去

劉處士云春来之病多自冬至後夜半一陽生陽氣吐陰氣納心膈風熱與陽炁相衝兩虎相逢狹道必鬥矣至于春夏之交遂使傷寒虛熱時行之患良由冬月焙火食炙心膈宿痰流入四肢之故也當服祛痰之藥以導之使不

為疾不可令背寒寒即傷肺令鼻塞咳嗽身覺熱曹少去
上衣稍冷莫強忍即便加服肺俞五臟之表胃俞經絡之
長二處不可失寒熱之節諺云避風如避箭避色如避亂
加減逐時衣少飡申後飯是也
內丹秘要曰陽出於地喻身中三陽上升當急駕河車搬
入鼎內
靈劍子曰導引春孟月一勢以兩手掩口取熱氣津潤摩
面上下三五十遍令極熱食後為之令人華彩光澤不皺

行之三年色如少艾兼明目散諸故疾從肝臟中肩背行後須引吸震方生炁以補肝臟行入下元凡行導引之法皆閉氣為之勿得開口以招外邪入于肝臟

内丹祕要曰仲春之月陰佐陽炁聚物而出喻身中陽火方半氣候匀停

靈劍子二月坐功一勢正坐兩手相叉爭力為之治肝中風以叉手掩項後使面仰視使項與手爭力去熱毒肩痛目視不明積風不散元和心氣焚之令出散調沖和之氣

補肝下氣海添內珠爾

季春之月萬物發陳天地俱生陽熾陰伏宜臥早起早以養臟炁時肝臟炁伏心當向旺宜益肝補腎以順其時卦值夬夬者陽決陰也決而能和之意生炁在寅坐臥宜向東北方

孫眞人曰腎炁以息心炁漸臨木炁正旺宜減甘增辛補精益氣愼避西風宜懶散形骸便宜安泰以順天時

靈劍子曰補脾坐功一勢左右作開弓勢去胸脇膈積聚

風炁脾臟諸炁去来用力為之凡一十四遍閉口使心隨炁到以散之

膽腑附肝總論

膽者金之精水之氣其色青附肝短葉下膽者敢也言人果敢重三兩三銖為肝之腑若據膽當不在五臟之數歸于六腑因膽亦受水氣與坎同道又不可同六腑故别立膽臟人之勇敢發於膽也合于膀胱亦主毛髮黄庭經云主諸氣力攝虎兵外應眼瞳鼻柱間腦髮相扶與俱鮮故

膽部與五臟相類也且膽寄於坎宮使人慕善知邪絶奸止佞敢行直道膽主于金金主殺故多動殺之炁然而見殺則悲故人悲者金生於水是以目有淚也心主火膽主水火得水而滅故膽大者心不驚水盛火煎故膽小者心常懼陰陽交爭水勝于火目有淚也淚出于膽發于肝膽水主目瞳受肝木之精二合男子五十目暗腎氣衰膽水少耳可補腎長于肝欲安其神當息忿爭行仁義道德以全其生也膽合于膀胱主于毛髮髮枯者膽竭也爪乾者

膽虧也髮燥毛焦者有風也好食苦味者膽不足也顏色光白兼青色者膽無病也

修養膽臟法

當以冬三月端居靜思北吸玄宮之黑炁入口三呑之以補嘻之損用益膽之津

膽腑導引法

可正坐合兩脚掌昂頭以兩手挽脚腕起摇動爲之三五度亦可大坐以兩手拓地舉身努力腰脊三五度能去膽

家風毒邪氣

治膽腑吐納用嘻法

膽病以嘻出以吸補之法當側卧以鼻漸引長氣嘻之即以嘻字作微聲同氣出之也去膽病除陰臟一切陰乾盜汗面無顏色小腸彰脹臍下冷痛口乾舌澀數嘻之乃愈

夏季修養心臟法

當以四五月弦朔清旦面南端坐叩齒九通漱玉泉三次靜思注想吸離宮赤炁入口三吞之閉炁三十息以補呵

氣之損

六氣治心法

治心臟用呵以鼻漸長引氣以口呵之皆調悉如上勿令自耳聞之若心有病大呵三遍呵時以手交义乘起頂上為之至心家勞熱一切煩悶疾愈即止過度即損亦須以呼字吸旺氣以補之

心臟導引法

可正坐兩手作拳用力左右互築各五六度又以一手向

上托空如擎石米之重左右更手行之又以兩手交叉以脚踏手中各五六度閉氣為之去心胸風邪諸疾行之良久閉目三嚥津叩齒三通而止

夏季攝生論

夏三月屬火主於長養心炁火旺味屬苦火能尅金金屬肺肺主辛當夏飲食之味宜減苦增辛以養肺心炁當呵以疎之噓以順之三伏内腹中常冷特忌下利恐泄陰氣故不宜針灸惟宜發汗夏至後夜半一陰生宜服熱物兼

服補腎湯藥夏季心旺腎衰雖大熱不宜吃冷淘氷雪蜜
水涼粉冷粥飽腹受寒必起霍亂莫食瓜茄生菜原腹中
方受陰氣食此凝滞之物多為癥塊若患冷氣痰火之人
切宜忌之老人尤當慎護平居簷下過廊衕堂破窓皆不
可納涼此等所在雖涼賊風中人最暴惟宜虛堂淨室水
亭木陰潔淨空敞之所自然清涼更宜調息淨心常如氷
雪在心炎熱亦於吾心少減不可以熱為熱更生熱矣每
日宜進温補平順丸散飲食温煖不令太飽常常進之宜

桂湯荳蔻熟水其於肥膩當戒不得於星月下露卧兼便睡着使人扇風取涼一時雖快風入腠裡其患最深貪涼兼汗身當風而卧多風痺手足不仁語言蹇澁四肢癱瘓雖不人人如此亦有當時中者亦有不便中者其說何也逢年歲方壯遇月之滿得時之和即幸而免至後還發若或年力衰邁值月之空失時之和無不中者頭為諸陽之總尤不可風卧處宜密防小隙微孔以傷其腦户夏三月每日梳頭一二百下不得梳着頭皮當在無風處梳之自

然去風明目矣
養生論曰夏為蕃秀天地炁交萬物華實夜卧早起無厭于日使志無怒使華成實使炁得泄此夏炁之應長養之道也逆之則傷心秋發痎瘧奉收者少冬至病重
又曰夏氣熱宜食菽以寒之不可一于熱也禁飲温湯禁食過飽禁濕地卧并穿濕衣
太上肘後玉經八方
巽卦東南　龜臺王母四童散方

辰砂四兩（本方原用伏火丹砂六兩一時難得且未嘗輕用）

胡麻四兩（淨九蒸九晒炒微黃） 天門冬四兩（去心） 茯苓六兩

白朮四兩 黃精六兩 桃仁四兩（去皮）

右七味合為末煉蜜為丸搗萬餘下夏月丸服餘月散服丸如桐子大每二十丸能服八年顏如嬰童肌如凝脂不可漫傳以獲天譴

三

離卦正南 彭君麋角粉方

每用麋角 註曰麋鹿之大者角了又不齊白如象牙

出水澤中非山獸大者二十斤一付生海邊取用一兩具解為寸段去心中黑血色惡物用米泔浸之夏三日冬十日一換泔浸約一月以上似欲軟即取出入甑中蒸之覆以桑白皮候爛如蒸芋晒干粉之入伏火硫黃一兩以酒調三錢一服此方彭祖服之得壽成仙有人於鵝鳴山石洞中得石刻方與此同也

孟夏之月天地始交萬物並秀宜夜卧早起以受清明之

炁勿大怒大泄夏者大也位南方其聲呼其液汗故怒與泄為傷元炁也卦值乾乾者健也陽之性天之象也君子以自強不息生炁在卯坐卧行功宜向正東方

靈劍子曰補心臟坐功之法有二一勢正坐斜才用力偏敵如排山勢極力為之能去腰脊風冷宣通五臟六腑散腳炁補心益氣左右以此一勢行之二勢以一手按髀一手向上極力如托石閉炁行之左右同行去兩脅間風毒治心臟通和血脉

内丹秘要曰姤月為一陰始生之月也陰炁方生喻身中陰符起縮之地靈丹養成入口中當馴致其道遂歸丹田不可慌惚急速

保生心鑑曰五月屬火午火大旺則金炁受傷古人于是時獨宿淡味兢兢業業保養生臟正嫌火之旺耳

月令曰君子齋戒處必掩身毋躁止聲色毋進御薄滋味毋違和節嗜欲定心炁

孫眞人曰是月肝臟已病心臟漸壯宜增酸減苦以補腎

助肝調養胃氣勿受西北二方暴風勿接陰以壯腎水當靜養以息心火勿與淫接以定其神

孫眞人曰五月肝臟炁休心正旺宜減酸增苦益肝補腎固密精炁卧早起早愼發泄五日尤宜齋戒靜養以順天時

保生心鑑曰午火旺則金衰于時當獨宿淡滋味保養生臟

靈劍子坐功法常以兩手合掌向前築去臂腕如此七次

淘心臟風勞散關節滯氣

養生纂曰此時靜養毋躁止聲色毋違天和毋倖過節嗜欲定心炁可居高明可遠眺望可入山林以避炎暑可坐臺榭空敞之處

内丹秘訣曰建未之月二陰之卦是陰炁漸長喻身中陰符離去午位收斂而下降也

靈劍子坐功法端身正坐舒手指直上反拘三舉前屈前後同行至六月半後用之去腰脊脚膝痺風散膀胱邪氣

季夏之月發生重濁主養四時萬物生榮增鹹減甘以資腎臟是月腎臟炁微脾臟獨旺宜減肥濃之物益固筋骨卦值遯遯者避也二陰浸長陽當避也君子莊矜自守生炁在巳坐卧宜向南方

孫眞人曰是月也肝炁微弱脾旺宜節約飲食遠聲色此時陰炁內伏暑毒外蒸縱意當風任性食冷故人多暴泄之患切須飲食溫軟不令太飽時飲粟米溫湯荳蔻熟水最好

脾臟四季旺論

脾臟屬中央土旺于四季坤之氣土之精也脾者裨也脾助胃氣居心下三寸脾為心子為肺母外通眉闕能制謀意辯皆脾也口為之宫其神多嫉脾無定形主土陰也妬亦無准婦人多妬乃受陰氣也食熟軟熱物全身之道也故脾為五谷之樞開竅于口在形為頰脾脉出于隱白乃肉之本意處也谷氣入于脾于液為涎腎邪入脾多涎六腑胃為脾之腑合為五谷之腑也口為脾之官炁通則口

知五味脾病則口不知味脾合于肉其榮唇也肌肉消瘦者脾先死也為中央其聲宮其色黃其味甘其嗅香心邪入脾則惡香也脾為消谷之腑如轉磨然化其生而入于熟也脾不轉則食不消也所以脾神好樂樂能使脾動蕩也故諸臟不調則傷脾脾臟不調則傷質質神俱傷則人之病速也不行食者脾中有不化食也貪食者脾實也無宿食而不喜食者脾虛也多惑者脾不安也色悴者脾受傷也好食甜者脾不足也肌肉鮮白滑膩者是脾無病徵

也肺邪入脾則多歌故脾有疾當用呼呼以抽其脾之疾也中熱亦宜呼以出之當四季月後十八日少思屏慮屈己濟人不爲利爭不爲陰賊不與物競不以自強恬和清虚順坤之德而後全其生也逆之則脾臀受邪土木相尅則病矣

六炁治脾法

治脾臟吐納用呼法以鼻漸引長炁以呼之病脾大呼三十遍細呼十遍呼時須撮口出之不可開口能去冷炁壯

熱霍亂宿食不化偏瘋麻痺腹內結塊數數呼之相次勿絶疾退即止過度即損損則吸以補之法具前

秋季攝生論

秋三月肺屬西方金肺者勃也言其氣勃鬱也六葉兩耳總計八葉肺為脾子為腎母下有七魄鼻為之宮左庚右辛在氣為咳在涕為嗽在形為皮毛也上通氣至腦户下通氣至脾中是以諸氣屬肺故肺為呼吸之根源為傳送之宮殿也久卧傷氣腎邪入肺則多涕肺生于右為喘咳

大腸為肺之府大腸與肺合為傳瀉行導之府鼻為肺之宮肺氣通則知香臭肺合于脾其榮毛也皮枯而毛落者肺先死也肺納金金受炁于寅生于巳旺于酉病于亥死于午墓于丑為秋日為庚辛為申酉其聲商其色白其味辛其臭腥心邪入肺則惡腥也其性義其情怒肺風者鼻即塞也容色枯者肺乾者鼻癢者肺有虫也多恐懼者魄離于肺也身體黧黑者肺氣微也多怒氣者肺盛也不耐寒暑肺勞也肺勞則多睡好食辛辣者肺不足也腸鳴者

肺炁壅也肺邪自入者則好吸故人之顏色瑩白者則肺無病也肺有疾則咽以抽之秋三月金旺主殺萬物枯損故安其魄而存其形者當含仁育物施惠斂容藏陽分形萬物收殺雀卧鷄起斬伐草木以順殺氣長肺之剛則邪炁不侵逆之則五藏乖而百病作矣

修養肺臟法

當以秋三月朔望旭旦向西平坐鳴天鼓七飲玉泉三舌抵上腭取津而咽然後瞑目正心思吸兑宮白炁入口七呑之閉氣

七十息此為調補神氣安息靈魄之要訣也

六氣治肺法

以鼻放長引氣以口呬之勿令耳聞先須調氣令和然後呬之肺病甚大呬三十遍細呬三十遍去肺家勞熱氣壅咳嗽皮膚痒癬𤺋疥瘋瘡四肢勞煩鼻塞胸背疼痛依法呬之病去即止呬時用雙手擎天為之以導肺經

肺臟導引法

可正坐以兩手據地縮身曲脊向上三舉去肺家風邪積

勞又當反拳搥背上左右各三度去胸臆閉炁風毒爲之良久閉目叩齒而起

靈劍子導引法

以兩手抱頭項宛轉回旋俯仰去脇肋胷背間風炁肺臟諸疾宜通項脉左右同正月法又法以兩手相叉頭上過去左右伸曳三十遍去關節中風氣治肺臟諸疾

孫眞人攝養論曰是月心臟氣微肺金用事宜減苦增辛助筋補血以養心肝脾胃勿犯邪風令人生瘡以作疫痢

靈劍子坐功法勢以兩手拳脚脛下十餘遍閉氣用力為之比能開胸膊膈氣去脇中焦治肺臟諸病行完叩齒三十六通以應之

内丹祕要曰觀者四陰之卦也斗杓是月戌時指酉以月建酉也時焉陰佐陽功以成萬物故物皆縮小因時而成矣喻身中陰符過半降而入于丹田吾人當固養保元以築丹基

季秋之月草木零落衆物伏蟄氣清風暴為朗無犯朗風

節約生冷以防癘病二十八日陽氣未伏陰氣既衰宜進補養之劑以生氣卦剝剝落也陰道將旺陽道衰弱當固精斂神

孫真人曰是月陽氣已衰陰氣太盛暴風時起切忌賊邪之風以傷孔隙勿冒風邪無恣醉飽宜減苦增甘補肝益腎助脾胃養元和

靈劍子坐功勢九月十二日以後用補脾以兩手相叉於頭上與手爭力左右同法行之治脾臟四肢去脇下積滯

風炁使人能食

腎臟冬旺論

内景經曰腎屬北方水為黑帝生對臍附腰脊主分水氣灌注一身如樹之有根左曰腎右命門生氣之府死氣之戶守之則存用之則竭為肝母為肺子耳為之官天之生我流氣而變為之精精氣往來為之神神者腎藏其情智左屬壬右屬癸在辰為子亥在氣為吹在液為唾在形為骨久立傷骨為損腎也應在齒齒痛者腎傷也經于上焦

榮于中焦衛于下焦腎邪自入則多吐膀胱為津液之府榮其髮也黄庭經曰腎部之宫玄闕圓中有童子名上玄主諸臟腑九液源外應兩耳百液津其聲羽其味醎其臭腐心邪入腎則惡腐凡丈夫六十腎氣衰髮變齒動七十形體皆困九十腎氣焦枯骨痿而不能起床者腎先死也腎病則耳聾骨痿腎合于骨其榮在髭腎之外應北岳上通辰星之精冬三月存辰星之黑氣入腎中存之人之骨疼者腎虛也人之齒多齟者腎衰也人之齒墮者腎風也

人之耳痛者腎氣壅也人之多欠者腎邪也人之腰不伸者腎乏也人之色黑者腎衰也人之容色紫而有光者腎無病也人之骨節鳴者腎羸也肺邪入腎則多伸腎有疾當吹以瀉之吸以補之其氣智腎氣沈滯宜重吹則漸通也腎虛則夢入暗處見婦人僧尼龜鼈駝馬旂鎗自身兵甲或山行或溪舟故冬之三月乾坤閉氣萬物伏藏君子戒謹節嗜欲止聲色以待陰陽之定無競陰陽以全其生合乎太清

修養腎臟法

當以冬三月面北向平坐鳴金梁七飲玉泉三更北吸玄宮之黑氣入口五吞之以補吹之損

六氣治腎法

治臟腎吐納用吹法以鼻漸長引氣以口吹之腎病用大吹三十遍細吹十遍能除腎家一切冷氣腰膝疼沉重久立不得陽道衰弱耳內虫鳴及口內生瘡更有煩熱悉能去之數數吹去相繼勿絶疾瘥則止過多則損

腎臟導引法冬三月行之

可正坐以兩手聳托右引脇三五度又將手返著膝挽肘左右同緩身三五度以足於後踏左右各數十度能去腰腎風邪積聚

冬季攝生論

冬三月天地閉藏水氷地坼無擾乎陽早卧晚起以待日光去寒就溫毋泄及膚逆之腎傷春為痿厥奉生者少斯時伏陽在内有疾宜吐心膈多熱所忌發汗恐泄陽氣故

也宜服酒浸補藥或山藥酒一二盃以迎陽氣寢卧之時稍宜虛歇宜寒極方加綿衣以漸加厚不得一頓便多惟無寒即已不得頻用大火烘炙尤甚損人手足應心不可以火炙手引火入心使人煩燥不可就火烘炙食物冷藥不治熱極熱藥不治冷極水就濕火就燥耳飲食之味宜減醎增苦以養心氣冬月腎水味醎恐水尅火心受病耳故宜養心宜居處密室溫煖衣衾調其飲食適其寒溫不可冒觸寒風老人尤甚恐寒邪感冒多為嗽逆麻痺昏眩

等疾冬月陽氣在內陰氣在外老人多有上熱下冷之患不宜沐浴陽氣內蘊之時若加湯火所通必出大汗高年骨肉疎薄易於感動多生外疾不可早出以犯霜威早起服醇酒一盃以禦寒晚服消痰涼膈之藥以平和心氣不令熱氣上湧切忌房事

內丹秘要曰太陰之月萬物至此歸根復命喻我身中陰符窮極寂然不動反本復靜此時塞兑垂簾以神光下照于坎宮當夜氣未央凝神聚氣端坐片時少焉神氣歸根

自然無中生有積成一點金精蓋一陽不生于復而生于坤陰中生陽實為産藥根本

靈劍子導引法勢以兩手相叉一脚踏之去腰脚拘束腎氣冷痺膝中痛諸疾

保生心鑑曰子月火氣潛伏閉藏以養其本然之真而為來春發生升動之本此時若戕賊之至春升之際下無根本陽氣輕浮必有温熱之病

靈劍子導引法勢以一手托膝反折一手抱頭前後左右

為之凡三五度去骨節間風宣通血脉膀胱腎藏之疾是月也一陽來復陽氣始生喻身中陽氣初動火力方微要不縱不拘溫溫柔柔播施于鼎中當撥動頂門微微挈之須臾火力熾盛逼出真鉛氣在箕斗東南之鄉火候造端之地

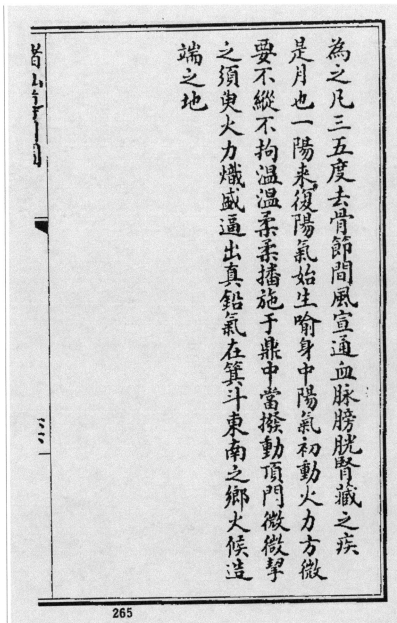

内外功圖說輯要下集總目

八段錦内功圖說

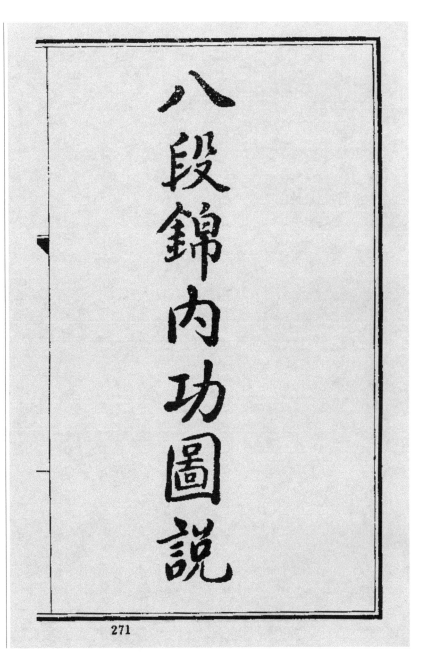

八段錦内功圖説目錄

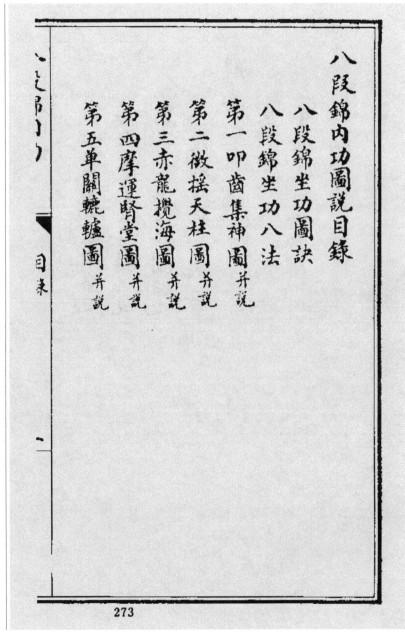

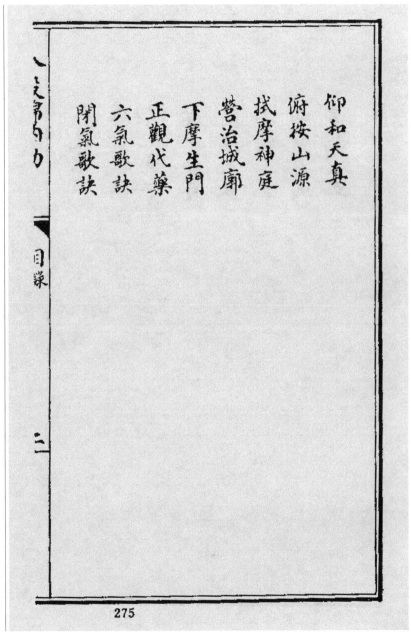

布氣歌訣

導行按蹻

捏目四眥

摩手熨目

擊探天鼓

上朝三元

梳髮去風

運動水土

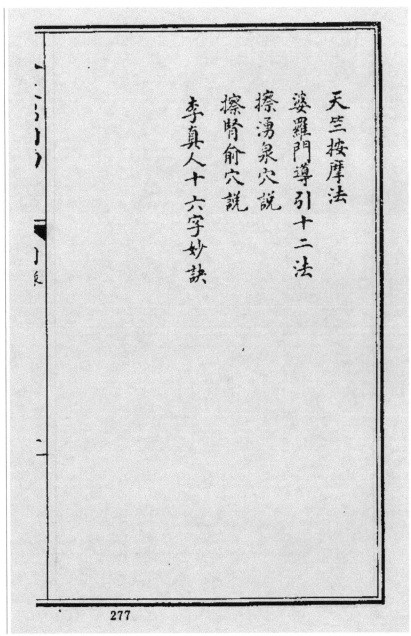

八段錦坐功圖訣

其法於甲子日半夜子時起首行時口中不得出氣唯鼻中微放清氣子後午前各行一次或晝夜共行三次久而自覺疾病蠲除漸覺身輕力壯能勤苦不怠則仙道可以不遠此迺古聖相傳非比現行十二段錦旁門之術練之稍一不慎大病隨之學者勿以

喜新而欲速反害焉

八段錦坐功八法

第一曰叩齒集神

第二曰微搖天柱

第三曰赤龍攪海

第四曰摩運腎堂

第五曰單關轆轤
第六曰雙關轆轤
第七曰乂手按項
第八曰手足鈎攀
以上名目八種即八段錦之功夫詳細行法分列
於八圖之右願學者參觀而行持之

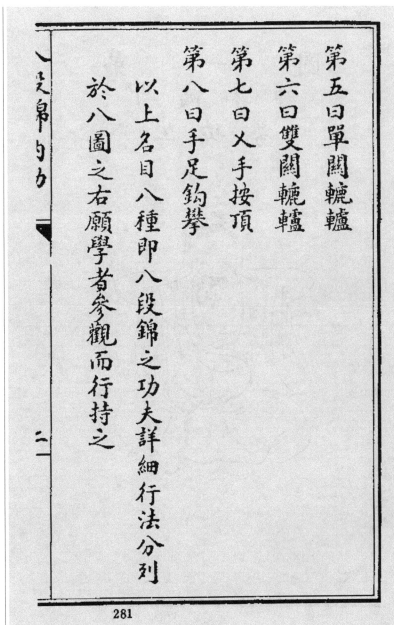

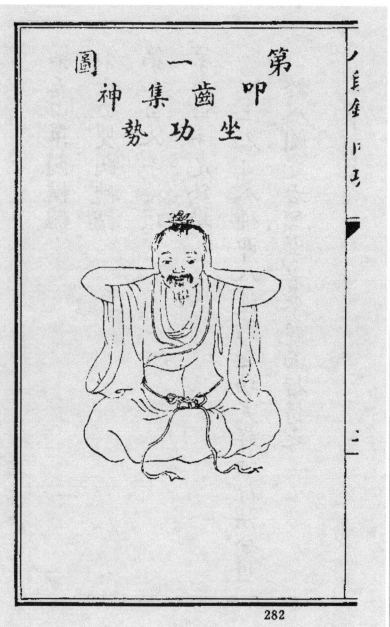

第一圖

叩齒集神

坐功勢

第一叩齒集神者乃垂目冥心盤趺而坐握固靜思握固二字人多不明豈特閉目見自己之目冥心見自己之心已哉實係於趺坐時宜以右足後跟曲頂至莖根下動處不令精竅漏洩之謂爲但行功亦何必拘定子午只須在一日之中得有身閑心靜之時便是下手所在然後叩齒三十六次以集神次又人兩手抱崑崙抱崑崙乃以兩手大抱頸後枕骨之下處也數九息勿令耳聞乃移手掩兩耳各以第二指壓中指上擊彈腦後左右各二十四下畧靜些時接行微擺天柱法

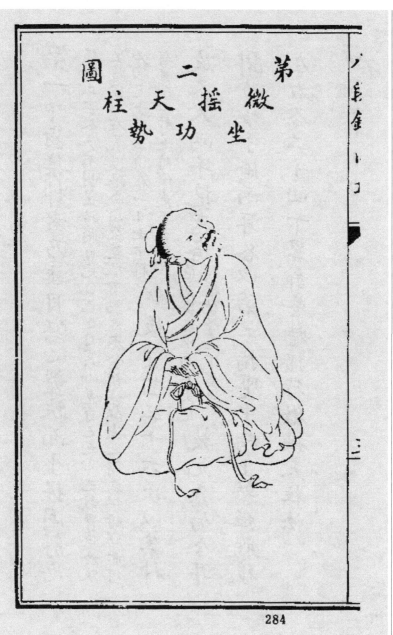

第二圖

微搖天柱坐功勢

第二微摇天柱者先須以右脚跟頂住腎堂握固精闕然後兩手心對握右上左下乃摇頭左右兩顧肩膊隨之轉動二十四次再以兩手心掉轉左上右下亦摇如上二十四次仍畧定些時接行赤龍攪海法

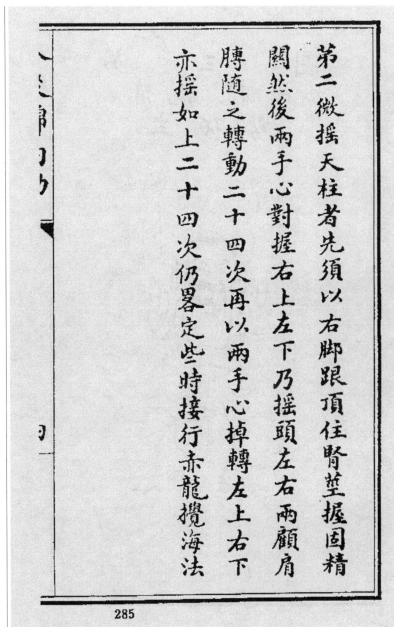

第三圖

赤龍攪海

坐功勢

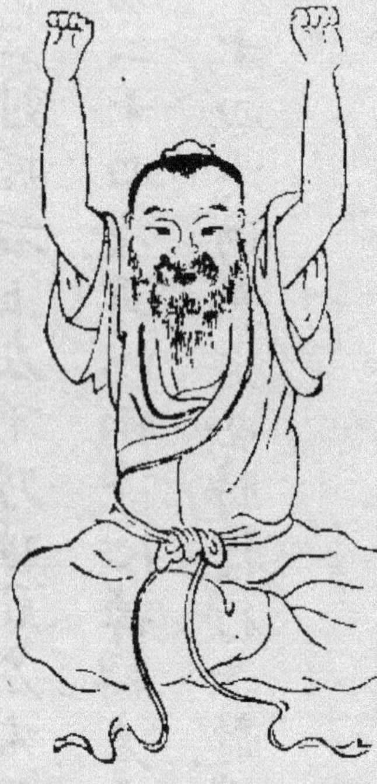

第三赤龍攪海者乃閉口以舌攪上腭三十六次鼓漱三十六漱候生津滿口然後分作三口汩汩嚥之方能行火冥心些時接行摩運腎堂法

第四圖
摩運腎堂
坐功勢

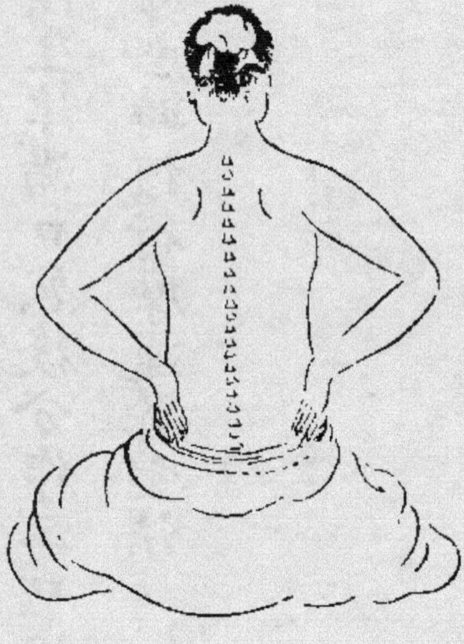

第四摩運腎堂者先以兩手相搓令手心熱極後即乘熱以兩手心摩運腎堂（即精門乃腰後外腎是也）三十六轉畢即收手用足跟握固再閉氣存想用心火下燒丹田覺熱極時接行單闗轆轤法

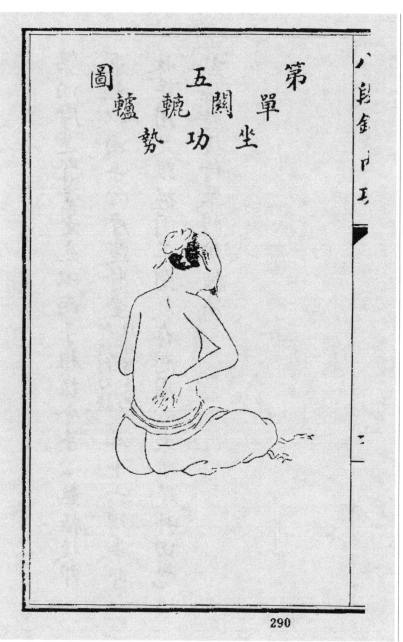

第五圖

單關轆轤坐功勢

第五單闗轆轤者先以左手叉於左腰腎間即俯首擺撼左肩三十六次換用右手叉於右腰腎間亦俯首擺撼右肩三十六次接行雙闗轆轤法

第六圖

雙關轆轤

坐功勢

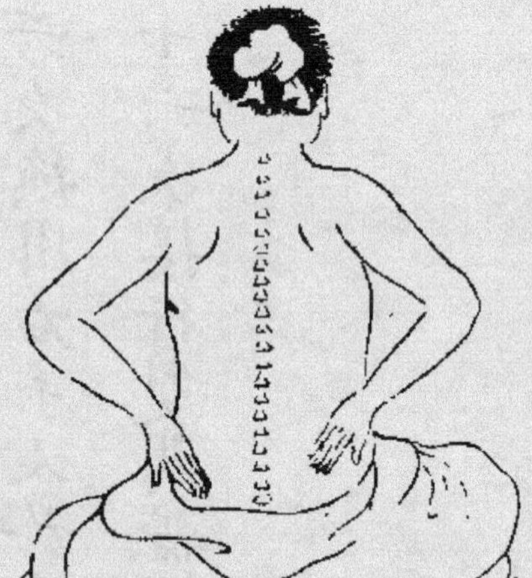

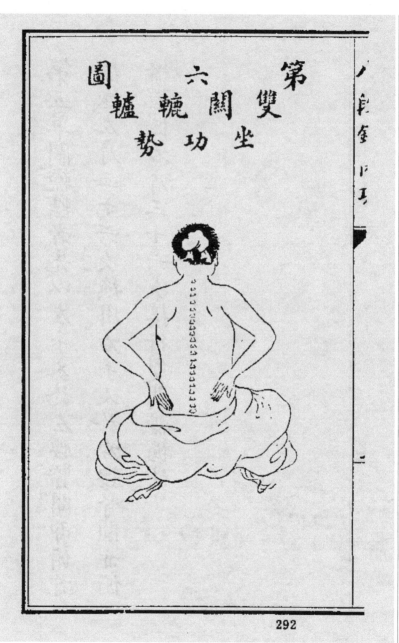

第六雙關轆轤者以雙手叉於左右兩腰腎間俯首將兩肩齊擺撼至三十六數存想火自丹田直透雙關而入腦户鼻竅引清氣入而閉之少閉些時即開之即將兩脚舒伸接行叉手按頂法

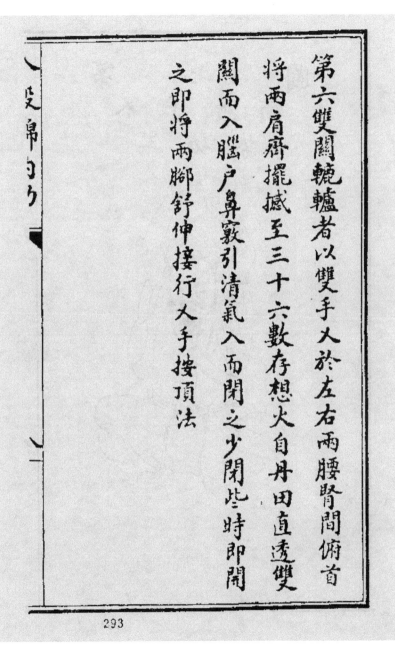

第七圖

人手按項

坐功勢

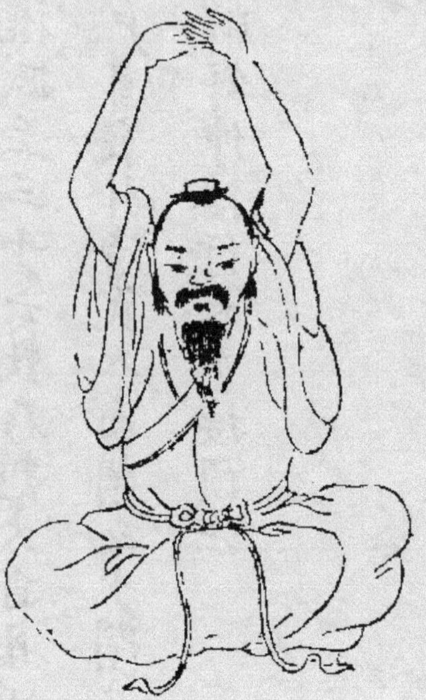

第七又手接頂者先以兩手相搓掌心用口呵掌心五次呵後反又兩手高舉而虛托之回下接於頂門如是者凡九次或三次亦可接行手足拘攣法

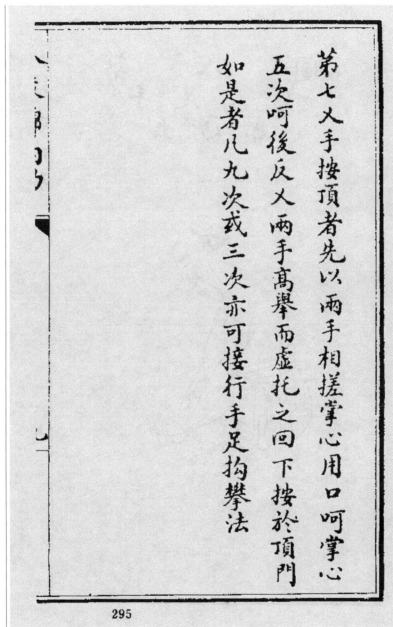

第八圖
手足拘攣
坐功勢

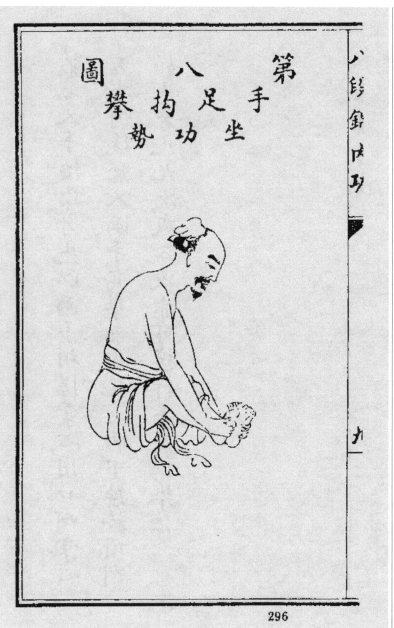

第八手足拘攣者以兩手如鈎向前拘扳双足心凡十二次畢收足端坐以候口中津生如津不至可用舌攪上腭取之每口分三次嚥之或三取九取嚥津皆可然後再轉轆轤如前發火遍燒身體則全功畢矣

八段錦口訣

垂目冥心坐（冥心盤趺而坐）握固靜思神叩齒三十六兩手抱崑崙（叉兩手向項後數九息勿令耳聞自此以後出入息皆不可使耳聞）左右鳴天鼓二十四度聞（移兩手掩兩耳先以第一指壓中指彈擊腦後左右各二十四次）微擺撼天柱（搖頭左右顧肩膊轉隨動二十四次先後握固閑）赤龍攪水津（以舌攪口齒并左右頰待津液生而嗽）漱津三十六（一云鼓津）神水滿口勻一

口分三嚥（漱津液分三口汩汩聲嚥）龍行虎自奔（液為龍氣為虎）閉氣搓手熱（以鼻引清氣而閉之少頃搓手至極熱時將鼻中所閉徐徐將濁氣放出）掌摩後精門（精門在腰後外腎之中在是處膚上以掌心摩運之運畢收手握固）盡此一口氣（再以鼻引清氣而閉之）想火燒臍輪（閉口鼻之氣存想心火下燒丹田候至熱極）單雙轆轤轉（乘丹田熱極時俯首行單手叉腰雙手叉腰法並擺撼左右單肩雙肩等各三十六次意想火自丹田直透雙關而入腦戶鼻引清氣閉少頃放出之）兩腳舒放伸（放直兩腳）叉

手雙虛托叉手相交向上托空三次或九次回手按頭頂行畢托空後兩手回下少按頭頂穴三次或九次低頭攀足頻兩手如鈎形向前攀兩脚心十二次仍收足端坐以候逆水上端坐以戾口中津液生如未生再用舌攪取液津來三口嚥每液滿口分三次嚥再漱再嚥吞如此三度畢神水九還津津漱三十六如每口分三嚥為九也嚥下汩汩響百脈自通靈河車搬運訖擺肩并身二十四及再轉轆轤二十四發火遍燒身存想丹田火自下而上遍燒身

體想時口鼻皆閉氣些時 邪魔不敢近夢寐不昏驚寒暑不相入
災病不能侵子後午前作造化合乾坤循環次第轉
八卦是良因誠意修身子一日不可間

解要

息 鼻氣一出一入之謂息

呼吸 氣出謂之呼一則動天干氣入謂之吸一則

動地支

吐納　吐從口出納從鼻入吐惟細細納則綿綿

按摩導引訣

仰和天眞　天眞是眉後小穴常以兩手按穴中二

九功能明目

俯按山源　山源是鼻中隔孔之際先反舌內向嚥

津一二遍以左手第二指第三指捏鼻兩孔人中之本叩齒七遍又以手掩鼻功能遏除萬邪

拭摩神庭　面者神之庭常以兩手摩拭之使熱時時有暇時時摩拭功能令面生光澤去皺紋久久行之可若童顏

營治城廓　耳邊時須按抑及左右摩不計數時時

行之功能使人徹聽

下摩生門　生門者臍也閉內氣鼓小腹令滿然後以手摩運腹上臍週每行以三百六十五轉為周天一度日日行之功能順氣消積却病延年

正觀代藥　盤趺端坐注心下視是也久久行去亦能到上乘之境

六氣歌訣 病瘥即止過亦敗氣

呵屬心王主其舌口中乾澀身煩熱量疾深淺以呵之焦腑疾病自消滅

呼為脾神主其土煩熱氣脹腹如鼓四肢壅悶氣難呼而理之腹如故

呬法最靈應須祕外屬鼻根內關肺寒熱勞悶及瘡膚以斯吐納無不濟

噓為肝神主其目赤翳昏昏淚如哭都緣肝熱氣上

衛嘘而理病更神速　吹屬腎藏主其耳腰膝冷多陽道痿微微縱氣以吹之不用外邊求藥餌

嘻屬三焦有疾起三焦所有不和氣不和之氣損三焦但使嘻嘻而自理

閉氣歌訣自治疾苦法

忽然身染疾非理有損傷斂意歸閑室脫身卧木床仰眠兼握固扣齒與焚香三

十六噓足丹田氣越常隨心連引到損處最為良
汗出以為度省求廣利方

布氣歌訣 與他人治疾法

修道久專精身中胎息成他人
凡有疾臟腑審知名患兒向王氣澄心意不輕傳
眞氣令咽使納數連并作念令其損頓能遣患情
思神自逃遁病得解纏縈。

導引按蹻　踴身令起平身正坐兩手叉項後仰視舉首左右招搖使項與手爭次以手扳脚稍閑氣取太衝之氣（太衝穴在大指本節後二寸骨罅間陷者）左挽如引弓狀右挽亦如之令人精和血通風氣不入久能行之無病延年

搵目四眥　太上三關經云常以手按目近鼻之兩

眥閉氣為之氣通即止終而復始常行之眼能洞見又云導引畢以手按目四眥三九遍捏令見光明是檢眼神之道久為之得見靈通也

摩手熨目　捏目四眥畢即用兩手側立摩掌如火

開目熨睛數遍

擊探天鼓　天鼓者目中聲也舉兩手緊掩耳門以

指擊其腦户引其聲壯盛相續不散一日三探有益下丹田或聲散不續無壯盛者即元氣不集宜整之

上朝三元　眞誥云順手摩髮如理櫛之狀使髮不白以手乘額上謂之手朝三元固腦堅髮之道也頭四面以手乘順就結唯令多也於是到血流散

風濕不凝

櫛髮去風　谷神訣凡梳頭勿向北梳引得多多則去風多過一千少不下數百仍令人數之太極經云理髮欲向王地櫛之取多而不使痛亦可令侍者櫛也至是血液不滯髮根常堅

運動水土　眞誥云食勿過多多則生病飽忌便卧

卧則心蕩學道者當審之登眞祕訣云食飽不可睡睡則諸疾生但食畢須勉強行步以手摩兩脇上下良久又轉手摩腎堂令熱此養生家謂之運動水土水土即脾腎也自然飲食消化百脉流通五臟安和養生論云已飢方食纔飽即止申未之間時飲酒一盃止飢代食酒能淘蕩陰滓得道之

人熟如之液皆所不廢酒能鍊人眞氣靈劍子服氣經云酒後行氣易通然不可多及吐反有所損

天竺按摩法

兩手相捉紐捩如洗手法

兩手淺相叉翻覆向胷

兩手相捉共按脞左右同

兩手相重按髀徐徐捩身左右同

以手如挽五石弓左右同

作拳向前築左右同

如托石法左右同

作拳却頓此是開胷左右同

大坐斜身偏欹如排山左右同

兩手抱頭宛轉膍上此是抽脅

兩手據地縮身曲脊向上三舉

以手反椎背上左右同

大坐伸兩脚即以一脚向前虛掣左右同

兩手據地回顧此是虎視法左右同

立地反拗身身三舉

兩手急相叉以脚踏手中左右同

起立以脚前後虚踏左右同

大坐伸兩脚用相當手勾所伸脚着膝中以手按

之左右同

右十八勢但逐日能依此三遍者一月後百病除

行及奔馬補益延年能食眼明輕健不復疲乏

婆羅門導引十二法

第一龍引以兩手上拓兼以挽弓勢左右同又又手相捉頭上過

第二龜引峻坐兩足如八字以手托膝行摇動又左右顧各三遍

第三麟盤側卧屈手承頭將近床脚屈向上傍髀

展上脚向前拘

第四虎視兩手據床拔身向背後視左右同

第五鶴舉起立徐徐返拘引頸左右挽各五遍

第六鸞趍起立以脚徐徐前踏又握固以手前後

策各三遍

第七鴛翔以手向背上相捉低身徐徐宛轉各五

遍

第八熊迅以兩手相叉翻處向胸臆抱膝頭上完轉各三遍

第九寒松控雪大坐手據膝漸低頭左右摇動徐徐迴轉各三遍

第十冬柏凌風兩手據床或低或舉左右引細拔

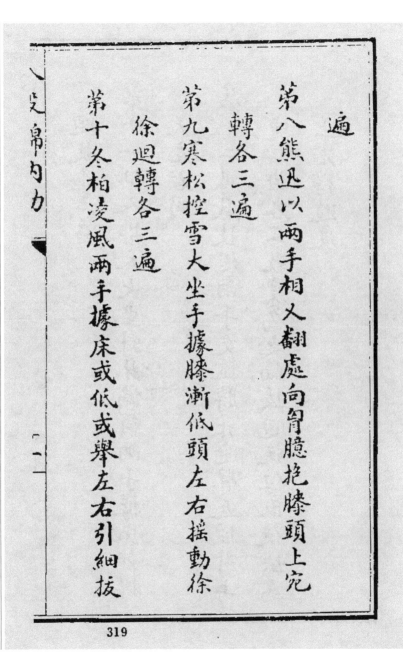

迴旋各三遍

第十一仙人排天大坐斜身偏筒兩手據床如排天左右同

第十二鳳凰鼓翅兩手交搥髆并連臂返搥背上連腰脚各三數度為之細拔迴旋但取使快為上不得過度

擦湧泉穴說　其穴在足心之上濕氣皆從此入日夕之間常以兩足赤肉更次用一手握指一手摩擦數目多時覺足心熱即將脚指略畧動轉倦則少歇或令人擦之亦得終不若自擦為佳

擦腎俞穴說　張成之為司農丞益支同坐時冬嚴寒余一二刻間兩起便溺問曰何頻數若此答曰

天寒自應如此張云某不問冬夏只早晚兩次余諗之曰有導引之術乎曰然余曰旦夕當北面因暇轉往叩請荷其口授曰某先為家婿妻弟少年遇人有所得遂教小訣臨卧時坐於床垂足解衣閉氣舌抵上腭目視頂仍提縮谷道以手摩擦兩脅腧穴各一百二十次以多為妙畢即卧如是三

十年極得力歸稟老人行之旬日云眞是奇妙亦與親舊中篤信者數人言之皆得効驗

李眞人長生十六字妙訣

一吸便提氣氣歸臍　一提便嚥水火相見

右十六字仙氣名曰十六錠金乃至簡至易之妙訣無分于在官不妨政事在俗不妨家務在士商

不妨本業只于二六時中略得空閑及行住坐卧意一到處便可行之口中先須嗽及三五次舌攪上下腭仍以舌抵上腭滿口津生連津咽下汩然有聲隨於鼻中吸清氣一口以意會及心目寂地直送至腹臍下一寸二分丹田元海之中略存一存謂之一吸隨用下部輕輕如忍便狀以意力提

起使歸臍連及夾脊双關腎門一路提上直至後頂玉枕關透入泥丸頂内其升而上之亦不覺氣之上出謂之一呼一呼一吸謂之一息氣既上升隨又似前汨然有聲嚥下鼻吸清氣送至丹田稍存一存又自下部如前輕輕提上與臍相接而上所謂氣氣歸臍壽與天齊矣凡嚥下口中有液愈

紗無液亦要汩然有聲嚥之如是一嚥一提或三五口或七九或十二或二十四口要行即行要止即止只要不忘作為正事不使間斷方為精進如有瘋疾見效尤速久久行之却病延年形體變百疾不作自然不飢不渴安健勝常行之一年永絕感冒痞積逆滯不和癰疽瘡毒等疾耳聰目明心

力強記宿疾俱瘳長生可望如親房事欲泄未泄之時亦能以此提呼噏吸運而使之歸于元海把牢春汛不放龍飛甚有益處所謂造化吾年宇宙吾心妙莫能述

修眞至要曰精根根而運轉氣默默而緋徊神混混而往來心澄澄而不動又曰身外有身未為奇

特虛空粉碎方是全眞可為至言

右錄圖說不知何代仙眞所傳原抄者未將姓氏列入茲姑從闕蓄以祇有內功終嫌缺畧緣將解要三則及按摩導引二十一則併入其中詞句已一一輯正望愛讀者再事詳參而匡教之幸甚幸甚

民國七年歲在戊午季夏月　艳仁子錫蕃識

易筋經目錄

旋風龍
交足龍
撞關龍
閉氣龍
取水龍
降丹龍
拍火龍
摩頂龍

躍山龍

出洞虎

飛虹虎

舒筋虎

懸梁虎

獨立虎

養靜虎

反躬虎

目功

口功

舌功

齒功

鼻功

手功

足功

肩功

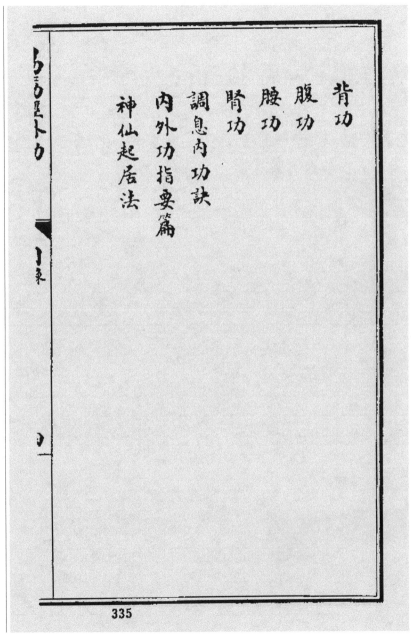

易筋經十二圖

韋馱獻杵第一勢

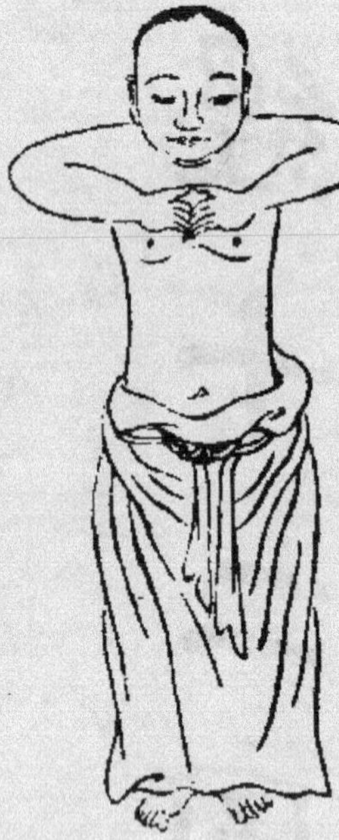

立身期正直　環拱平當胸

氣定神皆斂　心澄貌亦恭

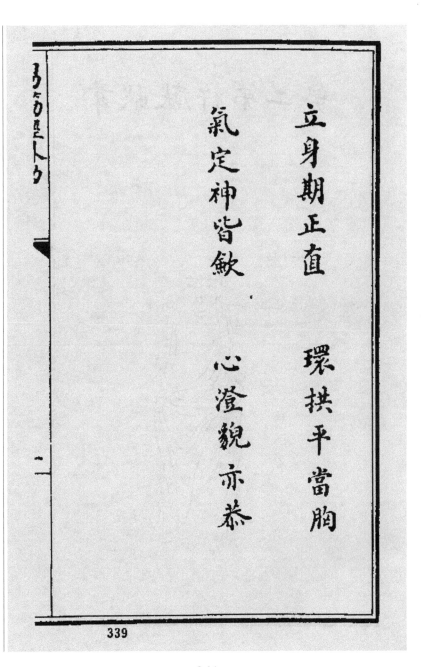

韋馱獻杵第二勢

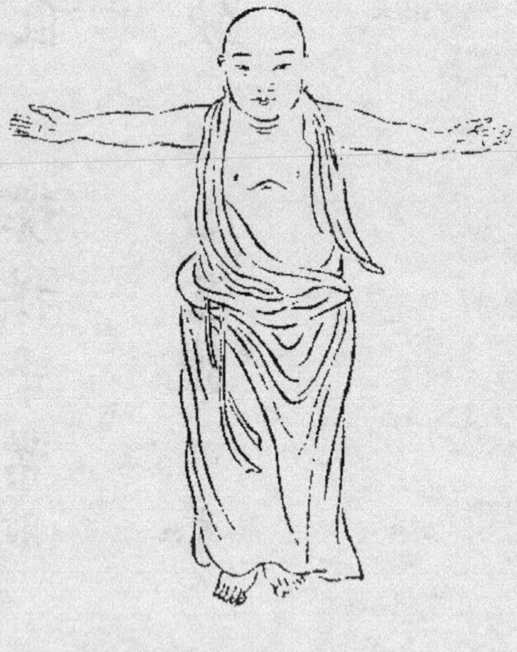

足指拄地
兩手平開
心平氣靜
目瞪口呆

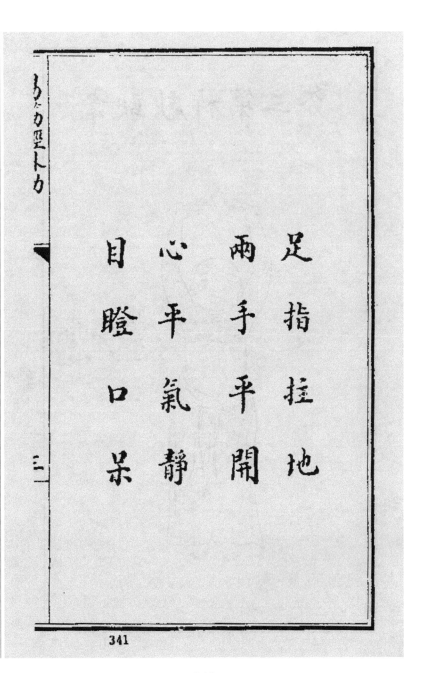

韋馱獻杵第三勢

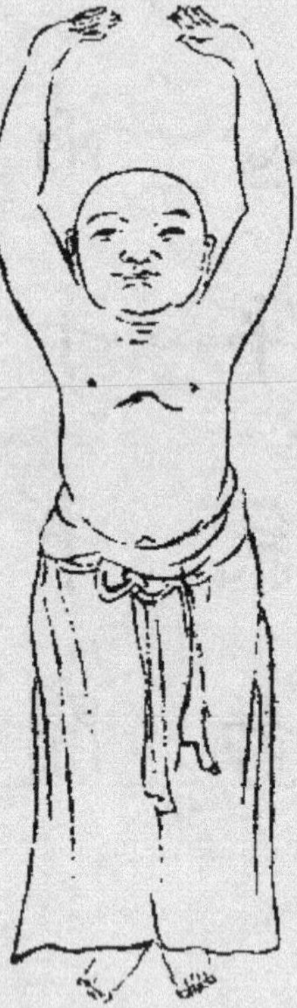

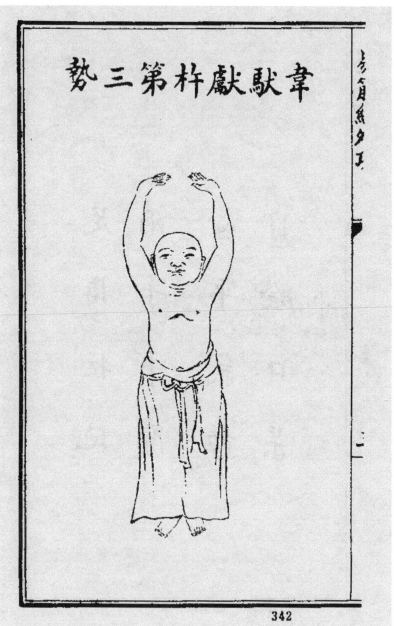

掌托天門目上觀
足尖著地立身端
力周骽脇渾如植
咬緊牙關不放寬
舌可生津将腭抵
鼻能調息覺心安
兩拳緩緩收回處
用力還将挟重看

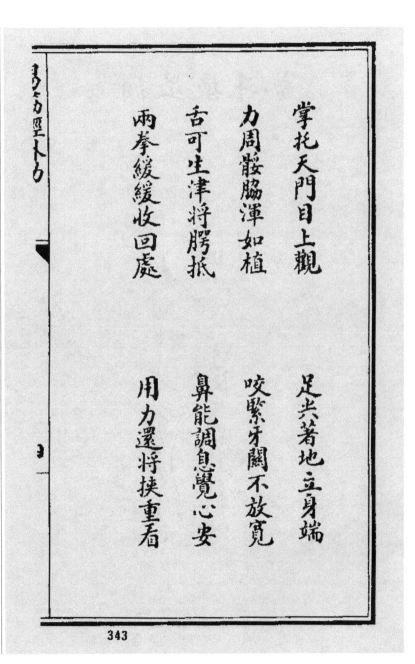

摘星換斗勢

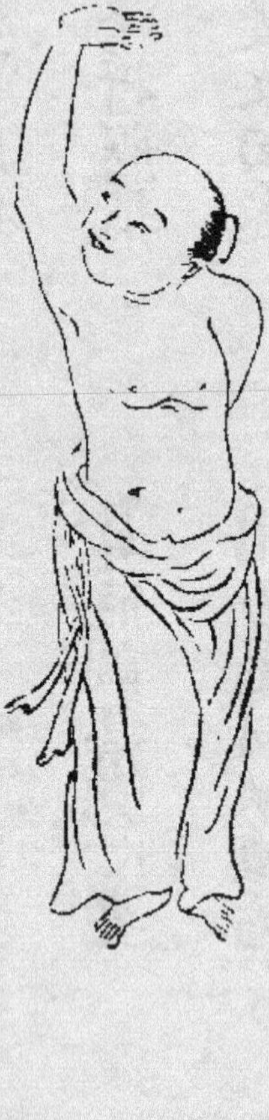

隻手擎天掌覆頭

更從掌內注雙眸

鼻端吸氣頻調息

用力收回左右侔

倒拽九牛尾勢

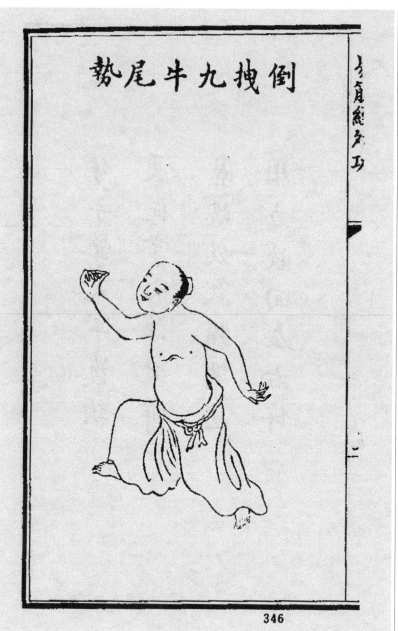

兩骽後伸前屈
小腹運氣空鬆
用力在於兩膀
觀拳須注雙瞳

出爪亮翅勢

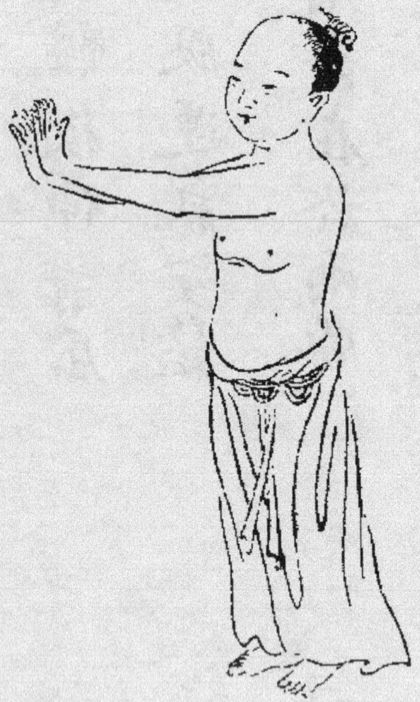

挺身兼怒目
推手向當前
用力收回處
功須七次全

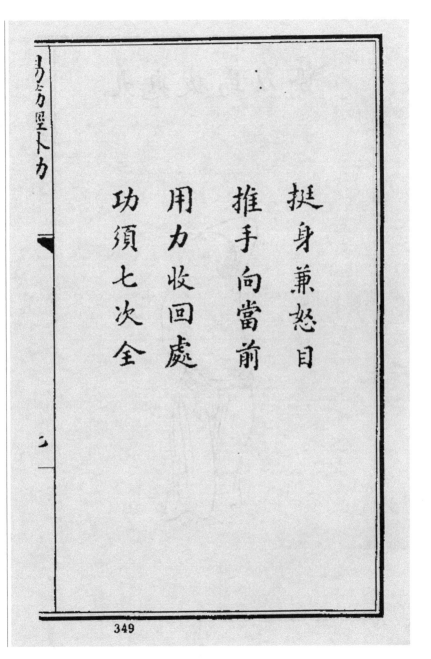

九鬼拔馬刀勢

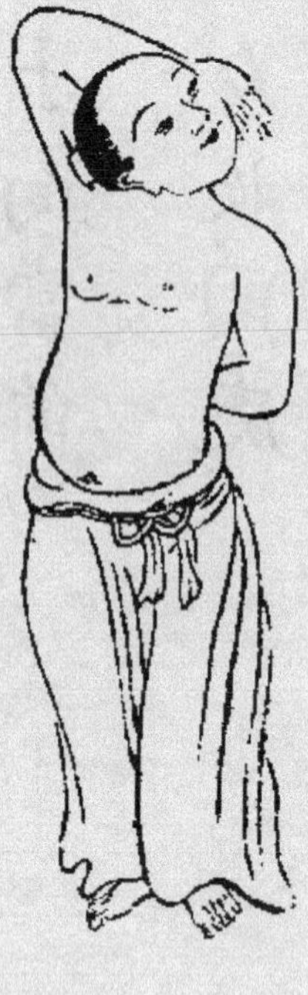

側首彎肱　抱項及頸

自頭收回　弗嫌力猛

左右相輪　身直氣靜

三盤落地勢

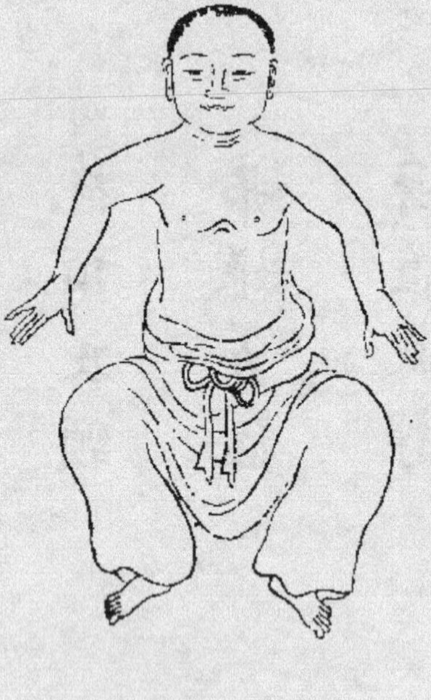

上腭堅撐舌　張眸意注牙
足開蹲似踞　手按猛如拏
兩掌翻齊起　千觔重有加
瞪睛兼閉口　起立足無斜

青龍探爪勢

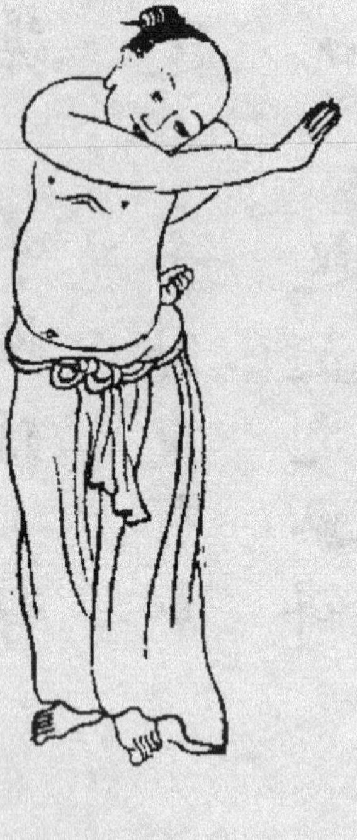

青龍探爪　左從右出
修士效之　掌平氣實
力周肩背　圍收過膝
兩目注平　息調心謐

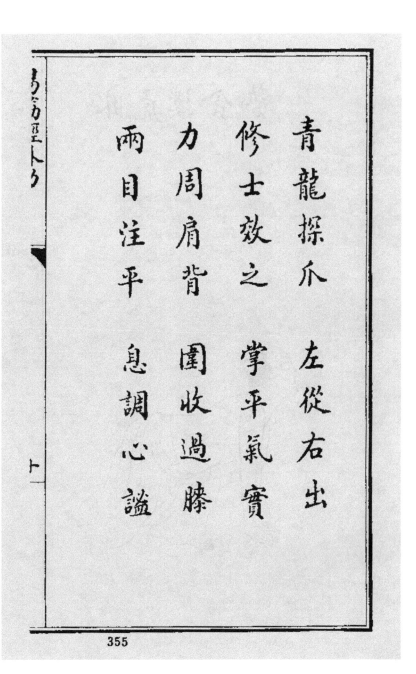

臥虎撲食勢

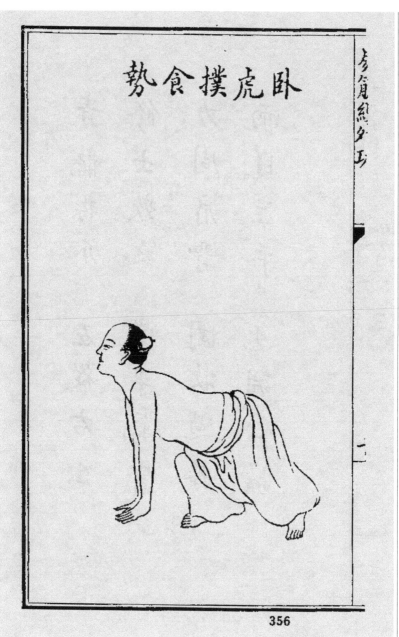

兩足分蹲身似傾　屈伸左右骽相更

昂頭胸作探前勢　偃背腰還似砥平

鼻息調元均出入　指尖著地賴支撐

降龍伏虎神仙事　學得眞形也衛生

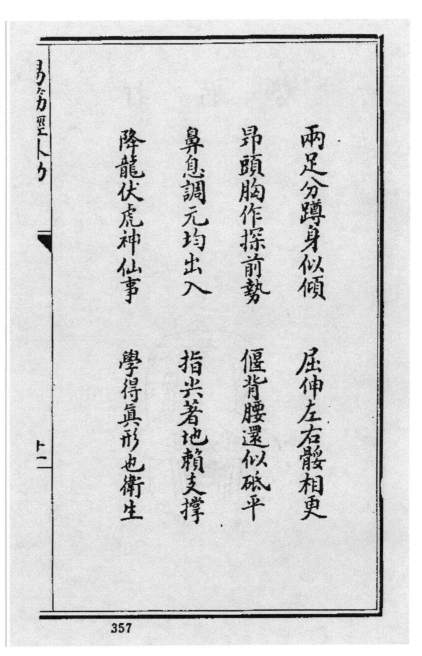

打躬勢

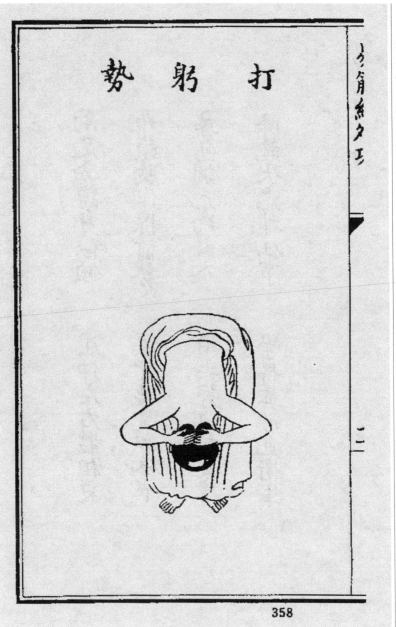

兩手齊持腦　垂腰至膝前
頭惟探胯下　口更齧牙關
舌尖還抵腭　力在肘雙彎
掩耳聰教塞　調元氣自閑

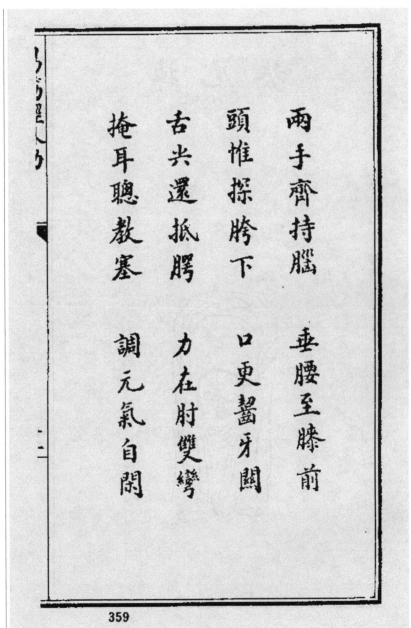

掉尾勢

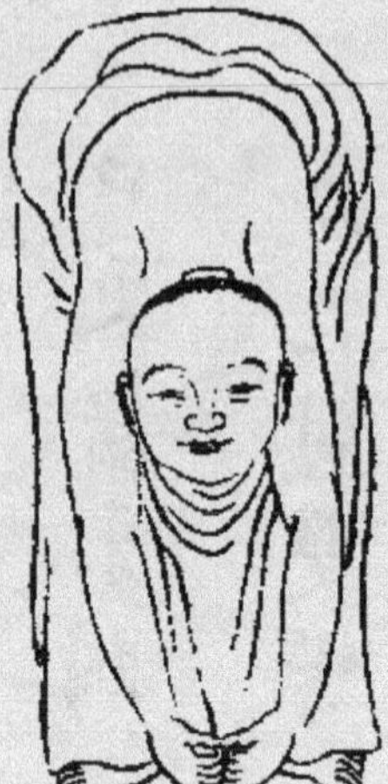

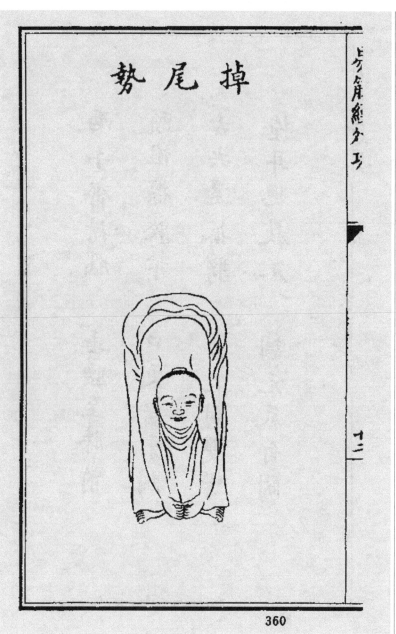

膝直膀伸　推手自地　瞪目昂頭
凝神壹志　起而頓足　二十一次
左右伸肱　以七為誌　更作坐功
盤膝垂眥　口注於心　息調於鼻
定靜乃起　厥功維備　總攷其法
圖成十二　誰實貽諸　五代之季
達摩西來　傳少林寺　有宋岳侯
更為鑒識　却病延年　功無與類

外功

踏地龍

兩手牢拳兩肘中脚頭着實脚跟舂力行三八朝皆落大地山河一瀉空

拳肘者所以斂筋骨也脚舂者所以降血氣也益筋骨斂乃血氣不妄行氣血降而不妄動

擺尾龍

擺尾須令左右如膝依兩處莫令虛力行三八舒筋骨筋

骨能舒動尾閭
以腰扭向左而實其左膝所以左之筋骨舒扭向右而實其右膝則右之筋骨舒也左右力行之者所以動尾閭之筋骨也

旋風龍

左拳陽左右陰隨右亦如之左也回俯首力行因其事毋令徧體骨筋衰
以左拳向左而右拳隨之俯首力行無非動一身之筋

骨使血氣周流不衰也

交足龍

兩足當胸兀坐開手叉抱膝膝撐灣左来右去俱三八夾脊双開透上關

身坐虛則蟠其膝撑于兩肘然後以左肩向前右肩向後左右如之則夾脊双關可以透過矣

撞關龍

叉手擎天着力齊身躬氣撞頂門回力行三八泥丸透透

得泥丸笛可吹

兩手擎天而力撞以一身就鞠而氣衝衝則泥丸透透則笛可吹自然有風生之妙矣

閉氣龍

閉息工夫不可無不能閉息盡成誣若行九九能純熟此是修行大丈夫

取水龍

夾脊双關路已通鼻中吹氣水隨龍龍吞香水升騰後效

驗馨香到口中

龍降地而取水水隨龍而升天全憑鼻吸之功以致通玄之妙馨香功到始合鉛汞致驗既通方可下手

降丹龍

既濟泥丸頂上來却將葱管鼻中栽喉中吸涕頻催墜項刻無為自降腮

志剛曰栽葱入鼻開孔竅之不通吸涕喉中使靈丹之不脱死為自降恐吸重而傷丹有作相呑莫臟轉而失

取先師此詩但言無有降不言有相吞者自然孔竅中行故也

拍火龍

巍然靜坐意須存兩手更相拍頂門一百數周安血氣遍身涼冷爽如神

志剛曰不靜坐則意不存不拍頂則火不降故于身體勤動之後氣血甚盛之時須默然存至更拍頂門使火降而氣血安則無妄符之患

摩頂龍 定欲為本

左手拏龍做甚麼却將右手頂中摩前輕後重無多少但使心酸没奈何

以左手水中拏龍之頸以右手摩龍之頂前輕無甚畏也後重使其頑也無多少者心酸方止既止而復磨使其魂劣無知如數行之永無夢遺之患

躍山龍

立在南山躍北山兩山往復莫令閑力行三八山門闢好

使青龍接虎顏

志剛曰人不躍山則山門不闢龍不接虎而虎體不來也欲開其門必籍往来則自然振動矣

出洞虎

先把身如四足形前伸後屈力而行後伸前屈依前法三八功夫各莫停

志剛曰以手為足故曰先把身如四足形前伸後屈者此身坐定伸手着地也後伸前屈者此身向前伸其足

也前後如之如虎出洞之狀則筋骨舒暢臟腑安然脉血調也

飛虹虎

直伸兩手恣飛虹轉向西來東也同左右可行三百數自然舒暢美心胸

恚剛曰以兩手飛向左而轉向右飛如長虹之狀則筋骨安舒心胸美暢而疾病何由生哉

舒筋虎

形體須令四足然左前右後直如弦右前左後仍如此筋
骨要舒疾病痊

志剛曰前左足後右足後左足前右足直舒如弓弦之
狀數過二十四次則筋骨要舒而疾病可除

懸梁虎

把手懸梁着力伸仍令左右各分明一升一降同三八疾
病蠲除氣血行

志剛曰兩手懸梁將身極力懸起一力起梁左一力起

梁右須以肩至梁如是行之則氣血和暢四肢舒泰五臟安逸而疾病蠲除矣

獨立虎

曲令一足在其髖兩手舒如舉重難左右力行三八就自然遍體骨筋安

志剛曰以一足曲于股間兩手如提物左右如之遍身調暢疾病除矣

養靜虎

陳摶睡功寅卯時仰面直臥左手胸中連併臍輪擦摩一百五十度右手亦然自然胸膈寬舒五谷自消積聚不滯謂之寬中和胃利小水能除水瀉痢疾等症

反躬虎

反手巴肩務到家力巴不着處偏巴昂頭蟠膝功當九九九行持效可誇

子丑時蟠膝昂頭身先坐定反手巴肩三百度巴不着處愈加巴之自然胸膈寬舒血氣調暢起陰助陽順三

焦破積聚消五谷如數行之方有功效

桃花虎

挺身蟠膝手来呵呵十呵兮搓十搓面上力摩令火熱自然皺少與紅多

十呵十搓欲待如何晨昏摩面皺少紅多

納泉虎

心火那堪盛上升一身氣血妄流行聚精嚥納惟三八火降神安五臟寧

勞身之後氣血妄行心火上升故先師作此詩納精嚥之引納泉之妙者降心火以安神也神安火降五臟定矣

分行外功訣

心功

一凡行功時必先冥心息思慮絶情欲以固守神氣

身功

一盤足坐時宜以一足跟抵住腎囊根下令精氣無漏

一垂足平坐膝不可低腎子不可著在所坐處（凡言平坐高坐皆坐於榻椅上）

一凡行功畢起身宜緩緩舒放手足不可急起

一凡坐宜平直其身豎起脊梁不可東倚西靠

首功

一兩手掩耳即以第二指壓中指上用第二指彈腦後兩骨作響聲謂之鳴天鼓却風池邪氣

一兩手扭項左右反顧肩髆隨轉二十四次除脾胃積邪

一兩手相叉抱項後面仰視使手與項爭力去肩痛目昏爭力者手著向前項即著力向後

面功

一用兩手相摩使熱隨向面上高低處揩之皆要遍到再以口中津唾於掌中擦熱揩面多次凡用兩手摩熱時宜閉口鼻氣摩之能令皺斑不生顏色光潤

耳功

一耳宜按抑左右多數謂以兩手按兩耳輪一上一下摩擦之所謂營治城郭使人聽徹

一平坐伸一足屈一足橫伸兩手直豎兩掌向前若推門狀扭頭項左右各顧七次除耳鳴

目功

一每睡醒且勿開目用兩大指背相合擦熱揩目十四次仍閉住睛輪轉眼珠左右七次緊閉少時忽大睜開能保鍊神光永無目疾一用大指背向掌心擦熱亦可

一用大指背曲骨重按兩眉旁小穴三九二十七遍又以手摩兩目顴上及旋轉耳行三十遍又以手逆乘額從兩眉間始以入腦後髮際中二十七遍仍須嚥液無數治耳目能清明

一用手按目之近鼻兩眦（即眼角）閉氣按之氣通即止（常行之能洞觀）

一蹲坐以兩手據地回頭用力視後面五次謂之虎視（除胸臆風邪亦去腎邪　地一作牀）

口功

一凡行功時必須閉口

一凡口中焦乾口苦舌澁嚥下無津或吞唾喉痛不能進食乃熱也宜大張口呵氣十數次鳴天鼓九次以

舌攪口內嚥津復呵復嚥候口中清水生即熱退臟涼又或口中津液冷淡無味心中汪汪乃冷也宜吹氣溫之候口有味即冷退臟煖

一每早口中微微呵出濁氣隨以鼻吸清氣嚥之

一凡睡時宜閉口使眞元不出邪氣不入

舌功

一舌抵上腭津液自生再攪滿口鼓漱三十六次作三口吞之要汩汩有聲在喉謂之潄嚥灌溉五臟可常行之

齒功

一叩齒三十六遍以集心神

一凡小便時閉口緊咬牙齒除齒痛

鼻功

一兩手大指背擦熱揩鼻三十六次能潤肺

一視鼻端默數出入息

一每晚覆身臥暫去枕從膝灣反豎兩足向上以鼻吸納清氣四次又以鼻出氣四次氣出極力後令微氣

再入鼻中收納

手功

一兩手相义虛空托天按頂二十四次除胸膈邪

一兩手一直伸向前一曲迴向後如挽五石弓狀除臂腋邪

一兩手相捉為拳搥臂膊及腰腿又反手搥背上各三十六次去四肢胸臆邪

一兩手握固曲肘　頓掣七次頭隨手向左右扭治身上火丹疙瘩

一兩手作拳用力左右虛築七次除心胸風邪

足功

一正坐伸足低頭如禮拜狀以兩手用力攀足心十二次去心包絡邪

一高坐垂足將兩足跟相對扭向外復將兩足尖相對扭向內各二十四遍除兩脚風氣

一盤坐以一手捉脚指以一手指脚心湧泉穴至熱止後以脚指畧動轉數次除濕健步濕風皆從此出

一兩手向後據牀跪坐一足將一足用力伸縮各七次左右交換治股膝腫

一徐行手握固左足前踏左手擺向前右手擺向後右足前踏手右前左後除兩肩邪

肩功

一兩肩連手左右輪轉爲轉轆轤各二十四次先左轉後右轉曰單轆轤左右同轉曰雙轆轤

一調息神思以左手擦臍十四遍右手亦然復以兩手

如數擦脇連肩擺搖七次嚥氣納於丹田握固兩手復屈足側卧能免夢遺

背功

一兩手據牀縮身曲背拱脊向上十三舉除心肝邪

腹功

一兩手摩腹移行百步除食滯

腰功

一閉息存想丹田火自下而上遍燒其體

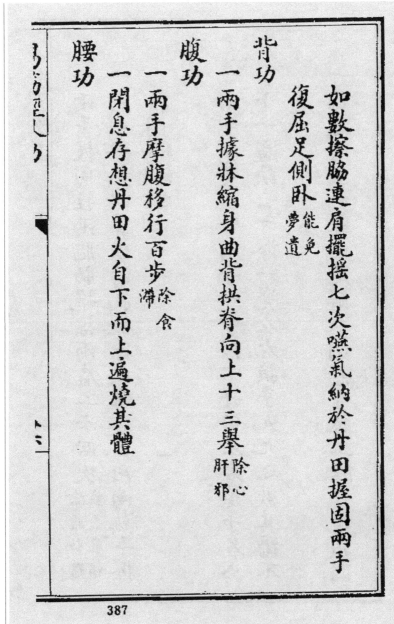

一兩手握固拄兩脇肋擺搖兩肩二十四次除腰肋痛並去風邪

一兩手擦熱以鼻吸清氣徐徐從鼻放出用兩熱手擦精門即背下腰軟處

腎功

一用手兜裹外腎兩子一手擦下丹田左右換手各八十一遍訣云一擦一兜左右換手九九之數其陽不走

一臨睡時坐於牀垂足解衣閉息舌抵上腭目視頂門

提縮穀道如忍大便狀兩手摩擦兩腎腧穴各一百二十次能生精固陽除腰痛稀小便

以上分列各條隨人何處有患即擇何條行之或預防無患之先者亦隨人擇取焉大抵世人以經營職業者既不暇行倚恃壯盛者又不肯行直至體氣衰憊終不及行為可惜也

前列按摩導引之既行之於外矣血脉俱已流暢肢體無不堅強再能調和氣息運而使之降於氣海升於泥丸則氣和而神靜水火有既濟之功方是全修真養其他玄門服氣之術非有眞傳口授反無益而有損今擇其無損有益之調息及黄河逆流二訣隨時隨地可行以助内功附錄於右

此爲分行外功者指出内功知所選擇其實已備十二段中每日於暇時不必拘定子午擇一片刻之閒使心靜神

間盤足坐定寬解衣帶平直其身兩手握固閉目合口精專一念兩目內視叩齒三十六聲以舌抵上腭待津生時鼓漱滿口汩汩嚥下以目內視直送至臍下一寸一分丹田之中

再以心想目視丹田之中彷彿如有熱氣輕輕如忍大便之狀將熱氣運至尾閭從尾閭升至腎關從夾脊雙關升至天柱從玉枕升泥丸少停即以舌抵上腭復從神庭降下鵲橋重樓絳宮臍輪氣穴丹田

按古仙有言曰夾脊雙關透頂門修行徑路此為尊以其上通天谷下達尾閭要識得此為心腎來往之路水火既濟之鄉欲通此竅先要存想山根則呼吸之氣暫次由泥丸通夾脊透混元而直達於命門葢謂常人呼吸皆從咽喉而下至中脘而回若至人呼吸由明堂而上至夾脊而流於命門此與前説稍異然嚥津為自己之氣從中而出故存想從尾閭升至泥丸而古仙則吸天地之氣由山根而泥丸直達命門也

凡五臟受病之因辨病之悞免病之訣分類摘錄俾於未病之先知所儆懼方病之際知所治療而脾胃為養生之本當於飲食間加慎焉

心臟形如未開蓮蕊中有七孔三毛位居背脊第五椎各臟皆有係於心屬火旺於夏四五月色主赤苦味入心外通竅於舌出汁液為汗在七情主憂樂在身主血與脉所藏者神所惡者熱面赤色者心熱也好食苦者心不足也怔忡善忘者心虛也心有病舌焦苦喉不知五味無故煩躁口

生瘡作臭手心足心熱

肝臟形如懸匏有七葉左三右四位居背脊第九椎乃背中間脊骨第九節也

屬木旺於春正二月色主青酸味入肝外通竅於目出汁液為淚在七情主怒在身主筋與爪所統者血所藏者魂所惡風肝有病眼生蒙翳兩眼角赤癢流冷淚眼下青轉筋昏睡善恐如人將捕之面色青者肝盛也好食酸者肝不足也多怯者肝虛也多怒者肝實也

脾臟形如鐮刀附於胃運動磨消胃內之水穀

屬土旺於四季月色主黄甘味入脾外通竅於口出汁液為涎在七情主思慮在身主肌肉所藏者志所惡者濕面色黄者脾弱也好食甘者脾不足也脾有病口淡不思食多涎肌肉消瘦

肺臟（形如懸磬六葉兩耳共八葉上有氣管通至喉間位居極上附背脊第三椎為五臟華蓋）屬金旺於秋七八月色主白辛味入肺外通竅於鼻出汁液為涕在七情主喜在身主皮毛所統者氣所藏者魄所惡者寒面色淡白無血色者肺枯也右頰赤者肺

熱也氣短者肺虛也背心畏寒者肺有邪也肺有病咳嗽氣逆鼻塞不知香臭多流清涕皮膚躁痒

腎臟形如刀豆有兩枚一左一右中為命門乃男子藏精女子繫胞處也位居下背脊第十四椎對臍附腰屬水旺於冬十十一月色主黑鹹味入腎外通竅於耳出汁液為津唾在七情主慾在身主骨與齒所藏者精所惡者燥面色黑悴者腎竭也齒動而痛者腎炎也耳閉耳鳴者腎虛也目睛內瞳子昏者腎虧也陽事痿而不舉者腎弱也腎有病腰中痛膝冷腳痛或痺蹲起發

昏體重骨酸臍下動風牽痛腰低屈難伸

神仙起居法

行住坐臥處手摩脇與肚心腹痛快時兩手腹下踞踞之徹膀腰背拳摩腎部纔覺力倦來即使家人助行之不厭頻晝夜無窮數歲久積功成漸入神仙路

奇經八脈攷

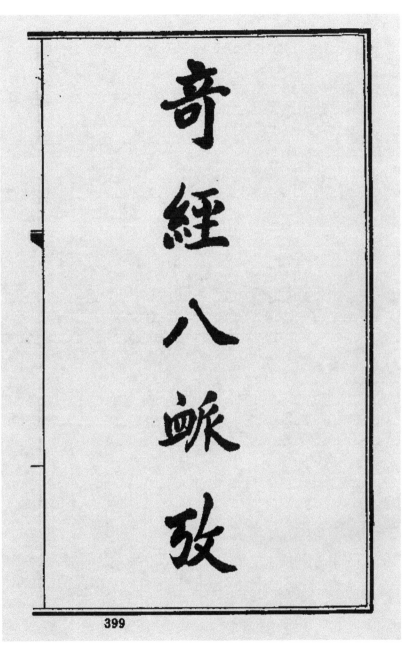

奇經八脉攷序

夫人身一小天地地之有溝渠湖澤即身之有經脉絡脉也直行曰經旁行曰絡經凡十二絡十五隨氣上下流行不息陰脉營於五臟陽脉營於六腑正經之脉充足流溢之氣入於奇經奇者無表裏配合者也攷奇經有八脉衝也任也督也帶也陰維也陽維

也陰蹻也陽蹻也督脉起於會陰循背而行於身之後為陽脉之總督故曰陽脉之海任脉起於會陰循腹而行於身之前為陰脉之承任故曰陰脉之海衝脉起於會陰夾臍而行直衝於上為諸脉之衝要故曰十二經脉之海帶脉則橫圍於腰狀如束帶所以總約諸脉者也是故陽維主一身之表陰維主一身

之裏以乾坤言也陽蹻主一身左右之陽陰蹻主一身左右之陰以東西言也醫不知此罔探病機仙不知此難安爐鼎惟此八脉先天大道之根一炁之祖采之惟在陰蹻爲先此脉纔動諸脉皆通次督任衝三脉總爲經脉造化之源而陰蹻一脉散在丹經其名頗多曰天根曰死户曰復命關曰酆都鬼户曰死

生根有神主之名曰桃康上通泥丸下透涌泉倘能知此使其炁聚散皆從此關竅則天門常開地户永閉尻脉周流於一身貫通上下和氣自然上朝陽長陰消水中火發雪裡花開所謂天根月窟閑來往三十六宫都是春得之者身體輕健返老還童昏昏默默如醉如癡此其驗也要知西南之鄉迺坤地尾閭

之前膀胱之後小腸之下靈龜之上乃天地逐日所生炁根産鉛之地也

洞庭席子錫蕃予姻好也性豪爽有義俠風勇於爲善數十年如一日近來復講求内典尤有心得搜刻丹書諸種又集奇經八脈圖穴異書爲多良工心苦不揣譾陋爰爲誌數言以求大道者知所適從矣

民國八年歲次己未閏七月之龍華大會日浙西桐
鄉沈善謙吉齋氏譔

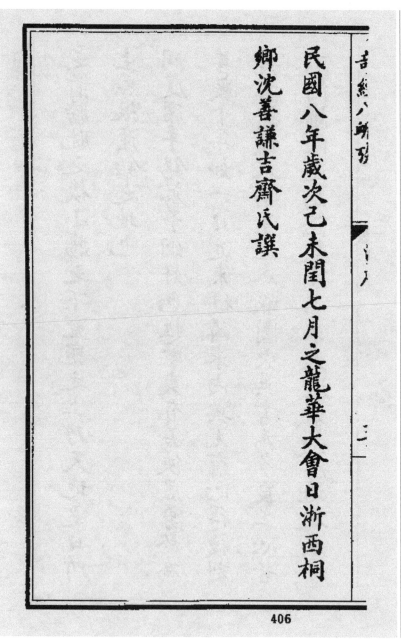

奇經八脉攷目錄

任䘑分寸歌

督脉循行圖

督䘑循行經文

督脉穴圖

督脉穴歌

督䘑分寸歌

骨數

筋絡

帶脉循行經文
帶脉循行歌
帶脈穴圖
帶脈穴歌
帶脈分寸歌
陽蹻脉循行圖
陽蹻陰蹻脉循行經文
陽蹻脉循行歌

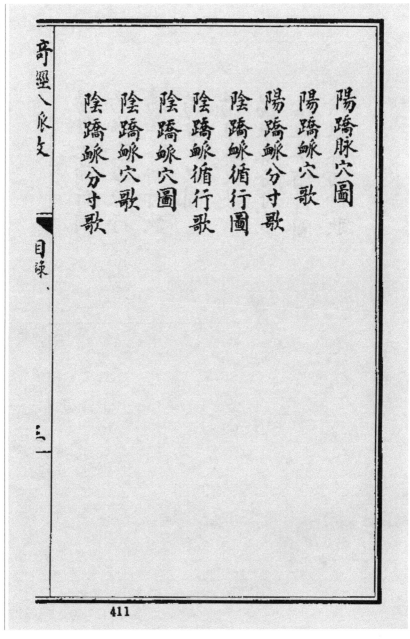

陽維衇循行圖

陽維陰維衇行經文

陽維脉循行歌

陽維脉穴圖

陽維衇穴歌

陽維衇分寸歌

陰維衇循行圖

陰維衇循行歌

奇經八脉攷

張紫陽眞人八脉經云八脉者衝脉在風府穴下督脉在臍後任脉在臍前帶脉在腰陰蹻在尾閭前陰囊下陽蹻脉在尾閭後二節陰維脉在項前一寸三分陽維脉在項後一寸二分凡人有此八脉俱屬陰神閉而不開惟神仙以陽氣衝開故能得道八脉者先天大道之根一氣之祖採之惟在陰蹻為先此脉纔動諸脉皆通次督任衝三脉總為經脉造化之源而陰蹻一脉散在丹經其名頗多曰

天根曰死户曰復命關酆都鬼户曰死生根有神主之名曰桃康上通泥丸下透湧泉倘能知此使眞氣聚散皆從此關竅則天門常開地户永閉尻脈周流于一身貫通上下知氣自然上朝陽長陰消水中火發雪裏花開所謂天根月窟閒往来三十六宫都是春得之者身體輕健容衰返壯昏昏默默如醉如癡此其驗也要知西南之鄉乃坤地尾閭之前膀胱之後小腸之下靈龜之上此乃天地逐日所生氣根產鉛之地也醫家不知有此

瀕湖曰丹書論及陽精河車皆往往以任衝督脈命門三焦爲説未有專指陰蹻者而紫陽八脈經所載經脈稍與醫家之説不同然内景隧道惟返觀者能照察之其言必不謬也

奇經八脉總歌

正經經外是奇經八脉分司各有名任脉任前督於後衝起會陰腎同行陽蹻跟外膀胱別陰起跟前隨少陰陽維維絡諸陽脉陰維維絡在諸陰帶脉圍腰如束帶不由常度號奇經 註 脉有奇常十二經者常脉也奇經則不拘於常故謂之奇也蓋人之氣血常行於十二經脉經脉滿溢流入他經別道而行故名奇經奇經有八曰任督衝帶陽蹻陰蹻陽維陰維是也任脉任於前督脉督於後衝脉為

諸脉之海帶脉猶身之束帶陽蹻為足太陽之别陰蹻為足少陽之别陽維則維絡諸陽陰維則維絡諸陰陰陽相維諸經乃調故此八脉譬猶圖設溝渠以備水潦斯無濫溢之患人有奇經亦若是也

任脉循行圖

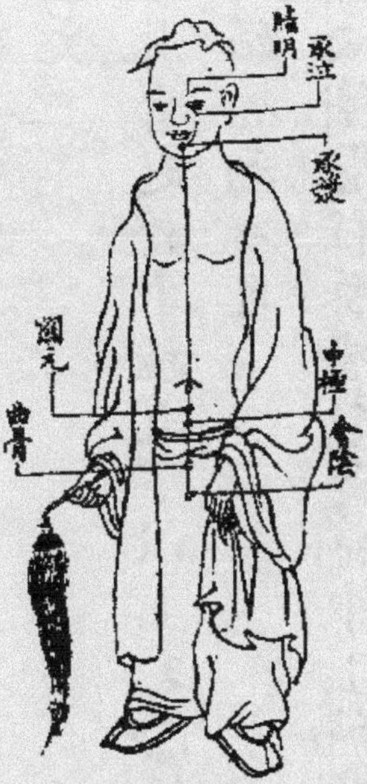

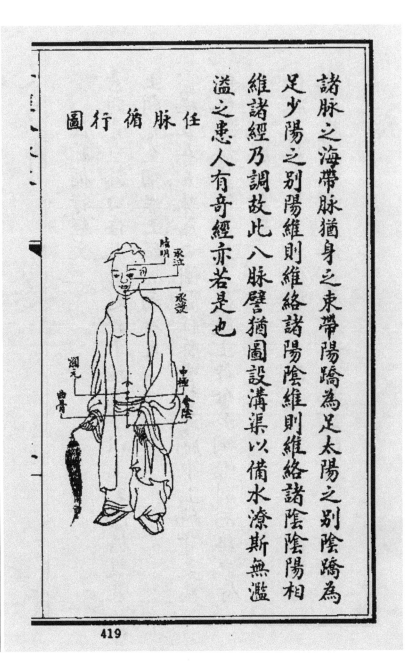

任脉循行經文

素問骨空論曰任脉者起於中極之下以上毛際循腹裏上關元至咽喉上頤循面入目

靈樞五音五味篇曰衝脉任脉皆起於胞中上循背裏爲經絡之海其浮而外者循腹上行會於咽喉別而絡口脣

任脉循行歌

任脉起於中極下會陰腹裏上關元循內上行會衝脉浮外循腹至喉咽別絡口脣承漿已過足陽明上頤間循面

入目至睛明交督陰脉海名傳　註　任脉者起於中極之下中極者穴名也在少腹毛聚處之上毛際也中極之下謂曲骨之下會陰穴也以上毛際循腹裏上關元者謂從會陰循内上行會於衝脉爲經絡之海也其浮而外者循腹上行至於咽喉別絡口脣至承漿而終上頤循面入目至睛明者謂不直交督脉由足陽明承泣穴上頤循面入目内眥之足太陽睛明穴始交於督脉總爲陰脉之海也

任脉穴圖

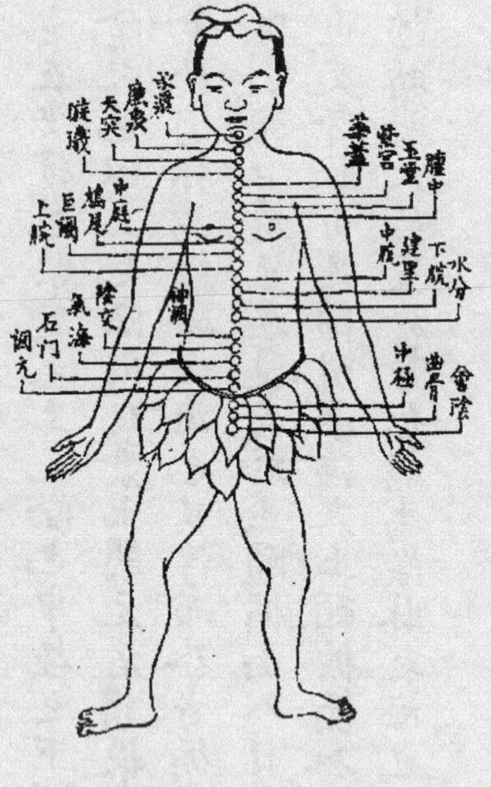

任脉穴歌

任脉中行二十四會陰潛伏兩陰間曲骨之前中極在關元石門氣海邊陰交神闕水分處下脘建里中脘前上脘巨闕連鳩尾中庭膻中玉堂聯紫宫華蓋循璇璣天突廉泉承漿端

任脉分寸歌

任脉會陰兩陰間曲骨毛際陷中安中極臍下四寸取關元臍下三寸連臍下二寸名石門臍下半寸氣海全臍下

一寸陰交穴臍之中央即神闕臍上一寸為水分臍上二寸下脘列臍上三寸名建里臍上四寸中脘許臍上五寸上脘在巨闕臍上六寸五鳩尾蔽骨下五分中庭膻下六寸取膻中却在兩乳間膻上寸六玉堂主脘上紫宮三寸二膻上華蓋四八舉（四寸八分）膻上璇璣五寸八璣上一寸天突起天突喉下約四寸廉泉頷下骨尖已承漿頤泉脣棱下任脉中央行腹裏　註會陰穴在前陰後陰之中間任督衝三脉所起督由會陰而行背任由會陰而行腹衝由會

陰而行足也　從會陰上行橫骨上毛際陷中動脉應手臍下五寸曲骨穴也　從曲骨上行在臍下四寸中極穴也　從中極上行在臍下三寸即關元穴也　從關元上行在臍下二寸石門穴也　從石門上行在臍下一寸五分宛宛中氣海穴也　從氣海上行在臍下一寸陰交穴也　從陰交上行當臍之中神闕穴也　從神闕上行臍上一寸水分穴也　從水分上行臍上二寸下脘穴也　從下脘上行臍上三寸建里穴也　從建里上行在臍上

四寸中脘穴也　從中脘上行在臍上五寸上脘穴也
從上脘上行在兩歧骨下二寸巨闕穴也　從巨闕上行
一寸鳩尾穴也　從鳩尾上行一寸陷中中庭穴也　從
中庭上行一寸六分膻中穴也　從膻中上行一寸六分
陷中玉堂穴也　從玉堂上行一寸六分陷中紫宮穴也
　從紫宮上行一寸六分陷中華蓋穴也　從華蓋上行
一寸陷中璇璣穴也　從璇璣上行一寸天突穴也　從
天突上行在頷下結喉上中央舌本下仰而取之廉泉穴

也　從廉泉上行在頤前下唇棱下陷中承漿穴也
易筋經任脉者起於中極之下以上毛際循腹裏上關元至咽喉屬陰脉之海也中行凡二十四穴

頤前

承漿一穴一名天池在頤前唇下陷中是陽明之會

頷下

廉泉一穴在頷下結喉上舌本陰維任脉之會仰而取之

膺腧

天突一穴一名玉户在頸結喉下四寸宛宛中

璇璣一穴在天突下一寸陷中

華蓋一穴在璇璣下一寸

紫宮一穴在華蓋下一寸六分

玉堂一穴一名玉英在紫宮下一寸六分

膻中一穴一名色絡在玉堂下一寸六分直兩乳之中間

中庭一穴在膻中下一寸六分

腹中行

鳩尾一穴在蔽骨之間言其骨垂下如鳩狀故名臆前蔽骨下五分人無蔽骨者從岐骨之際下行一寸是也

巨闕一穴在鳩尾下二寸心之幕也

上脘一穴在巨闕下一寸五分去蔽骨三寸任脉手太陽足陽明之會也

中脘一穴在臍下四寸胃幕也三陽在脉之會謂上紀也

建里一穴在中脘下一寸

下脘一穴在建里下一寸足太陽任脉之會為幽門

水分一穴在下脘下一寸

神闕一穴在臍中

陰交一穴 在臍下一寸

氣海一穴 一名映丁名下肓一在陰交五分

石門一穴 在臍下一寸三分照幕女子禁灸

關元一穴 在臍下二寸小腸之幕謂下紀也下三陰任脈之中

中極一穴 在臍下四寸一名元氣足三陰之會

曲骨一穴 在橫骨上中極下一寸毛際陥中動脉處足厥陰會

會陰一穴 在大便前小便後一名尾翳兩陰間是也

督脈循行圖

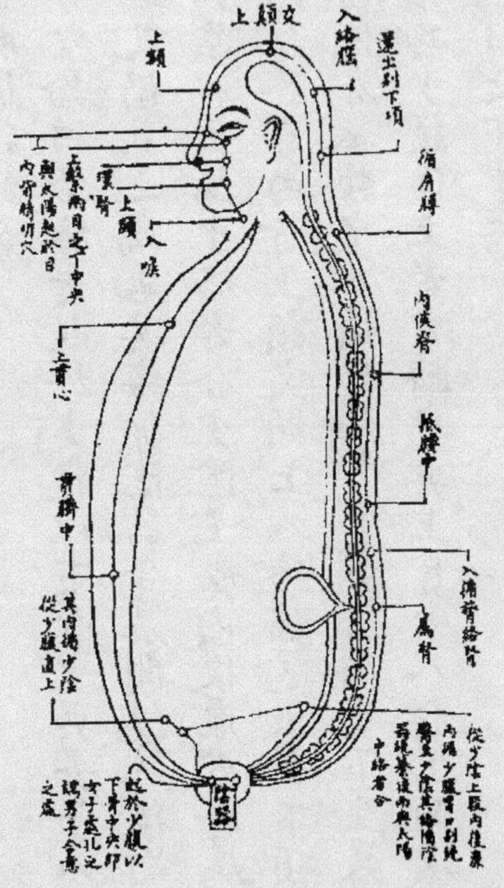
上顛交
上額
入絡腦
還出別下項
循肩髆
內俠脊
抵腰中
入循膂絡腎
屬腎
上繫兩目之下中央
與太陽起於目內眥睛明穴
環脣
上頤
入喉
上貫心
貫臍中
其內循少陰
從少腹直上
陰器

督脉循行經文

素問骨空論曰督脉者起於少腹以下骨中央女子入繫廷孔其孔溺孔之端也其絡循陰器合篡間繞篡後别繞臀至少陰與巨陽中絡者合少陰上股内後廉貫脊屬腎與太陽起於目内眥上額交巔上入絡腦還出别下項循肩髆内俠脊抵腰中入循膂絡腎其男子循莖下至篡與女子等其少腹直上者貫臍中央上貫心入喉上頤環脣上繫兩目之下中央

督脉循行歌

督脉少腹骨中央女子入繫溺孔疆男子之絡循陰器繞篡之後别臀方至少陰者循腹裏會任直上關元行屬腎會衝街腹氣入喉上頤環脣當上繫兩目中央下始合内眥絡太陽上額交巔入絡腦還出下項肩髆場俠脊抵腰入循膂絡腎莖篡等同鄉此是申明督脉路總為陽脉之督綱

註 督脉者起於少腹下骨中央謂男女少腹以下横骨内之中央即女子入繫廷孔之端男子陰器合篡間也

男子陰莖盡處精室孔溺孔合並一路合篡處也即女子胞孔溺孔合並之處廷孔之端即下文曰與女子等也其絡循陰器合篡間繞篡後行是謂本絡外合太陽中絡也別絡繞臀是謂別絡內並少陰腹裏也故經曰至少陰與巨陽中絡者合也至少陰者循行上股內後廉循腹裏與任脈上會於關元貫脊屬腎俠腎上行與衝脈會於腹氣之街故經曰自少腹直上貫臍中央上貫心入喉上頤環脣內行至督脈齦交而終外行繫兩目之下中央循行目

内眥會於太陽故經曰與太陽起於目内眥上額交顛上入絡腦還出别下項循肩髆内俠脊抵腰中入循膂絡腎復會於少陰此督脉之循行也

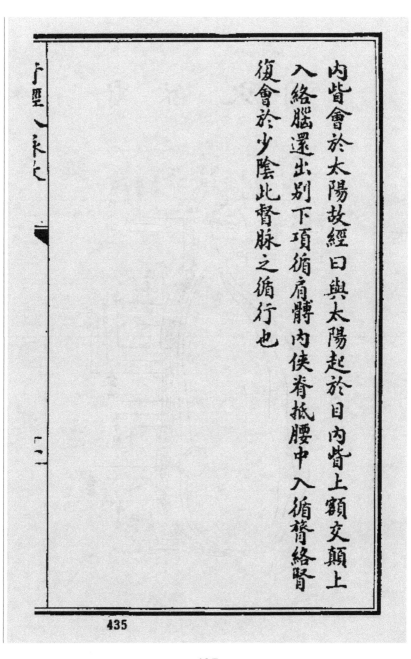

督脈穴圖

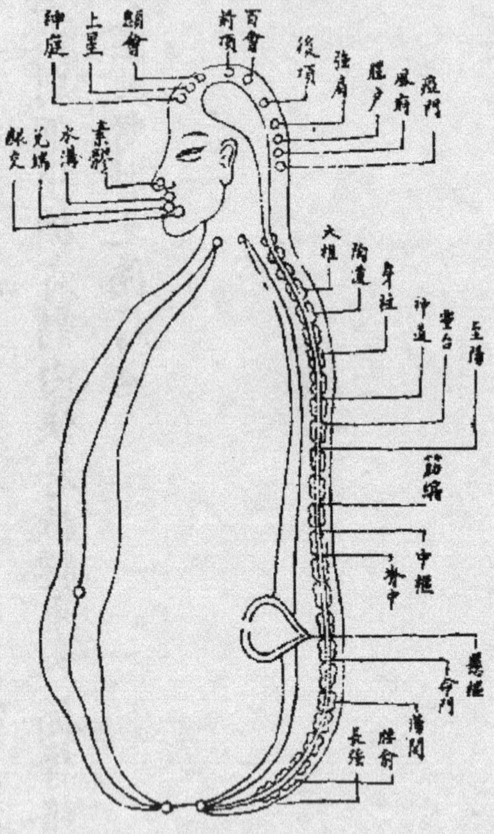
神庭
上星
顖會
前頂
百會
後頂
強間
腦戶
風府
瘂門
素髎
水溝
兌端
齦交
大椎
陶道
身柱
神道
靈台
至陽
筋縮
中樞
脊中
懸樞
命門
陽關
腰俞
長強

436

督脈穴歌

督脈行脉之中行二十八穴始長強腰俞陽關入命門懸樞脊中中樞長筋縮至陽歸靈臺神道身柱陶道開大椎瘂門連風府腦户強間後項排百會前頂通顖會上星神庭素髎對水溝兑端在脣上齦交上齒縫之内

督脈分寸歌

尾閭骨端是長強二十一椎腰俞當十六陽關十四命三一懸樞脊中央十椎中樞筋縮九七椎之下乃至陽六靈

五身三身柱陶道一椎之下鄉一椎之上大椎穴上至髮際瘂門行風府一寸宛中取腦户二五枕之方再上四寸強間位五寸五分後項強七寸百會頂中取耳尖前後髮中央前頂前項八寸半前行一尺顖會量一尺一寸上星位前髮尺二神庭當鼻端準頭素髎穴水溝鼻下人中藏兌端脣上端上取齦交脣內齒縫鄉 註 督脉之别起於長強者即繞篡後外合太陽循行尾閭閭長強穴也侠脊上項散頭上下當閭左右别走太陽入貫膂謂督脉循外而

上行也故難經曰起於下極之俞即長強尾閭間也並於脊裏即俠脊也上至風府入屬於腦即上項散頭也從長強貫脊上行二十一椎下腰俞穴也十六椎下陽關穴也十四椎下命門穴也十三椎下懸樞穴也十一椎下脊中穴也十椎下中樞穴也九椎下筋縮穴也七椎下至陽穴也六椎下靈台穴也五椎下神道穴也三椎下身柱穴也一椎下陶道穴也一椎之上大椎穴也上至上髮際瘂門穴也從瘂門入髮際一寸風府穴也從風府上行一寸五

分枕骨上腦戶穴也從腦戶上行一寸五分強間穴也從強間上行一寸五分後頂穴也從後頂上行一寸五分直兩耳尖頂陷中百會穴也從百會前行一寸五分前頂穴也從前頂前行一寸五分顖會穴也從顖會又前行一寸上星穴也從上星至前髮際一寸神庭穴也前後髮際合骨度共一尺二寸也從前髮際下至鼻端準頭素窌穴也鼻柱下溝中央近鼻孔陷中水溝穴也脣上端兌端穴也脣內齒上齦縫中齦交穴也凡二十八穴循行背之中行

者也 按督脉始於長強者本自靈樞經脉篇曰督脉之别名長強俠膂上項散頭上下當肩胛左右别走太陽入貫膂難經二十八難曰督脉者起於下極之俞並於脊裏之上至風府入屬於腦乃指穴而言也前論督脉起於少腹者是指循行而言也

易筋經云督脉者起於下極之腧並於脊裏上至風府入腦上巔循額至鼻柱屬陽脉之海也中行凡二十八穴

鼻柱下

素髎一穴 在鼻柱上端

水溝一穴 一名人中在鼻柱下人中督脉手陽明之交會上唇取之

兑端一穴 在唇上端

齦交一穴 在唇内齒上督任二脉之會

額上行

神庭一穴 在鼻上入髮際五分督脉足太陽陽明三脉之會

上星一穴 在神庭後入髮際一寸

顖會一穴 在上星後一寸五分

前頂一穴一在顖會後一寸五分

百會一穴一名三陽五會在前頂一寸五分項中央旋毛中陷容豆督脉太陽之會交

頂後至項

後頂一穴一名交衝在百會後一寸五分

强間一穴一名大羽在後頂一寸五分

腦户一穴一名迎風一名合顱在枕骨上强間後一寸五分督脉足太陽之會

風府一穴一名舌本入項髮際一寸腦户後一寸五分項大筋内宛宛中

瘂門一穴在風府後大椎上入髮際一寸

背脊下

大椎一穴在第一椎上陷中三陽督任所發

陶道一穴在項大椎節下間督脉足太陽之會俛而取之

身柱一穴在第三椎節下間俯而取之

神道一穴在第五椎節下間俛而取之

靈臺一穴在第六椎節下間俛而取之

至陽一穴在第七椎節下間俛而取之

筋縮一穴在第九椎節下間俛而取之

中樞一穴在第十椎節下間俛而取之

脊中一穴在第十一椎節下間俛而取之禁不可灸令人傴僂

懸樞一穴在第十三椎節下間俛而取之

命門一穴在第十四椎節下間俛而取之

陽關一穴在第十六椎節下間俛而取之

腰俞一穴在第二十一椎節下間

長強一穴在脊骶端

靈樞經曰頸中央之脉督脉也名曰風府

張潔古曰督者都也為陽脈之都綱任者妊也為陰脈之妊養

王海藏曰陰蹻陽蹻同起跟中乃氣并而相連任脈督脈同起中極之下乃水溝而相接

滑伯仁曰任督二脉一源二歧一行於身之前一行於身之後人身之有任督猶天地之有子午可以分可以合分之以見陰陽之不離合之以見渾淪之無間一而二二而一者也

瀕湖李時珍曰任督二脉人身之子午也乃丹家陽火陰符升降之道坎水離火交媾之鄉故魏伯揚參同契云上閉則稱有下閉則稱無無者以奉上上有神德居此兩孔穴法金氣亦相須崔希範天元人藥鏡云上鵲橋下鵲橋天應星地應潮歸根竅復命關貫尾閭通泥丸大道三章直指云修丹之上身中一竅名曰元牝正在乾之下坤之上震之西兑之東坎離交媾之鄉在人身天地之正中八脉九竅十二經十五絡聯輳虛間一空空懸黍珠醫書謂

之任督二脉此元氣之所由生真息之所由起修丹之士不明此竅則真息不生神化無基也俞琰註參同契云人身血氣往来循環晝夜不停醫書有任督二脉人能通此二脉則百脉皆通黃庭經曰皆目心内運天經晝夜存之自長生天經吾身之黃道呼吸往来於此也鹿運尾閭能通督脉龜納鼻息能通任脉故二物皆長壽此數説皆丹家河車妙旨也而藥物火候自有别傳

海藏又曰張平叔言鉛乃北方正氣一點初生之真陽為

毋毋其蟲為黿即坎之二陰也地軸也一陽為蛇天根也陽生為子藏之命門元氣之所繫出入於此其用在臍下為天地之根元牝之門通厥陰分三岐為三車一念之非降而為漏一念之是守而成鉛升而接離補而成乾陰歸陽化是以還元至虛至靜道德自然飛昇而仙

王啟元曰腦戶乃曰脉足太陽之會故也

骨數

人有三百六十五節按周天三百六十五度男子骨白婦

人骨黑

髑髏骨男子自項及耳並腦後共八片蔡州人有九片腦後橫一縫當正直下至髮際別有一直縫婦人只六片腦後橫一縫當正直下無縫

牙有二十四或二十八或三十六胸前骨一條心骨一片狀如錢大

項與脊骨各十二節自項至腰共二十四椎骨上有一大鎚骨人身項骨五節背骨十九節合之得二十有四是項之大鎚即在二

十四骨之内 鎚音垂

肩井及左右飯匙骨各一片

左右筋骨男子各十二條八條長四條短婦人各十四條

男女腰間各有一骨大如掌有八孔作四行樣手腳骨各

二段男子左右手腕及左右臁筋骨邊皆有髀骨婦人無

兩足膝頭各有額骨隱在其間如大指大手腳板各五縫

手腳大拇指并腳第五指各二節餘十四指各三節

尾蛆骨若豬腰子仰在骨節下男子者其綴脊處凹兩邊

皆有尖辦如稜角周布九竅婦人者其綴脊處平直周布六竅大小便處各一竅

筋絡

足太陽之筋起於足小指上結於踝斜上結於膝其別者結於腨膕中結於臀上挾斜上項其支者入結舌本其直者結於枕骨上頭下顏結於鼻其支者為目上綱下結於頄

足少陽之筋起於小指次指結外踝結於膝下其支者上

走髀前者結於伏兔後者結於尻其顴角交巔上下走頷結於頄

足陽明之筋起於中二指結於跗上加輔骨上結於膝上髀樞上脇屬脊其直者循伏兔上結於髀聚於陰器上腹而布至缺盆上頸挾口合於頄下結於鼻上合於太陽太陽為目上綱陽明為目下綱

足太陰之筋起於大指之端上結於内踝其直者絡於膝循陰股結於髀聚於陰器上腹結於臍循腹裏散於胸中

着於脊

足少陰之筋起於小指之下斜走内踝之下踵上於内輔之下循陰股結於陰器循脊内上至項結於枕骨與足太陽之筋合

足厥陰之筋起於大指之上結於内踝上循脛上結内輔之下循陰股結於陰器絡諸筋

手太陽之筋起於小指之上結於腕上循臂結於肘入結於腋下其支者上繞肩胛循頸結於耳後完骨其支者入

耳中直者出耳上屬目外眥
手少陽之筋起於小指次指之端結於腕上循臂結於肘上肩走頸其支者入繫舌本其支者上曲牙循耳前屬目外眥
手陽明之筋起於大指次指之端結於腕循臂結於肘上臑結於髃其支者繞肩胛挾脊
手太陰之筋起於大指之上結於魚上循臂結肘中上臑入腋下出缺盆結髃上下結胸裏散貫賁下抵季肋

手厥陰之筋起於中指結於肘上臂陰結腋下挾脇其支者入腋散胸中結於臂

手少陰之筋起于小指之內結於銳骨上結肘入腋挾乳裏結於胸中下繫於臍

氣血說

休寧汪氏曰人身之所恃以生者此氣耳源出中焦總統於肺外護於表內行於裏周通一身頃刻無間出入升降晝夜有常曷嘗病於人哉及至七情交致五志妄發乖戾

失常清者化而為濁行者阻而不通表失衛而不和裏失營運而弗順氣本屬陽反勝則為火矣人身之中氣為衛血為營經曰營者水穀之精也調和五臟灑陳於六腑乃能入於脉也生化於脾總統於心藏受於肝宣布於肺施泄於腎灌溉一身目得之而能視耳得之而能聽手得之而能攝掌得之而能握足得之而能步臟得之而能液腑得之而能氣出入升降濡潤宣通靡不由此也飲食日滋故能陽生陰長取汁變化而赤為血也注之於脉充則

實少即濇生汪則六經恃此長養衰竭則百脈由此空虛血盛則形盛血弱則形衰血者難成而易虧可不謹養乎

衝脈循行圖

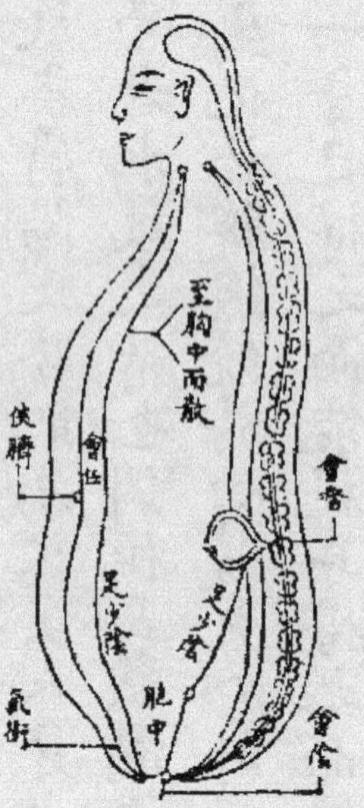

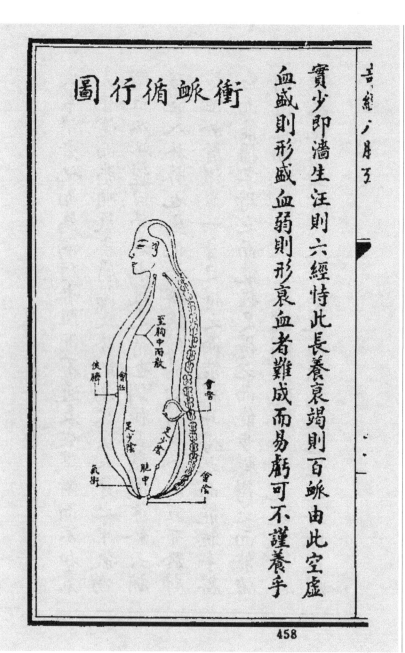

衝脉循行經文

素問骨空論曰衝脉者起於氣街並於少陰之經侠臍上行至胸中而散

靈樞衛氣篇曰請言氣街胷氣有街腹氣有街頭氣有街脛氣有街故氣在頭者止之於腦氣在胸者止之膺與背俞氣在腹者止之背俞與衝脉在臍之左右之動脉者氣在脛者止之於氣街與承山踝上

衝脉循行歌

衝脉起於腹氣衝後天宗氣氣衝來並於先天之真氣相並侠臍上胸衝大氣至胷中而散會合督任充身懷分布藏府諸經絡名之曰海不為乖 註 衝脉者起於氣衝是起於腹氣之衝也名曰氣衝者是謂氣所行之衝也一身之大氣積於胸中者有先天之真氣是所受者即人之腎間動氣也有後天之宗氣是水穀所化者即人之胃氣也此所謂起於腹氣之衝者是起胃中穀氣也並於少陰者是竝於腎間動氣也其真氣與穀氣相竝侠臍上行至胸中

而散是謂大氣至胸中分布五藏六府諸經而充身者也靈樞順逆肥瘦篇曰衝脉者五藏六府之海也五藏六府皆禀氣焉靈樞動俞篇又曰衝脉者十二經之海與少陰之大絡起於腎下出於氣街也靈樞五音五味篇又曰衝脉任脉皆起於胞中者即此之起於腎下之謂也而謂起於腎下者即並於少陰之經腎間動氣上行也素問骨空論曰衝脉起於氣衝者即此出於氣街之謂也不曰起而曰出者謂穀氣由陽明胃經出而會於氣街也

衝脈穴圖

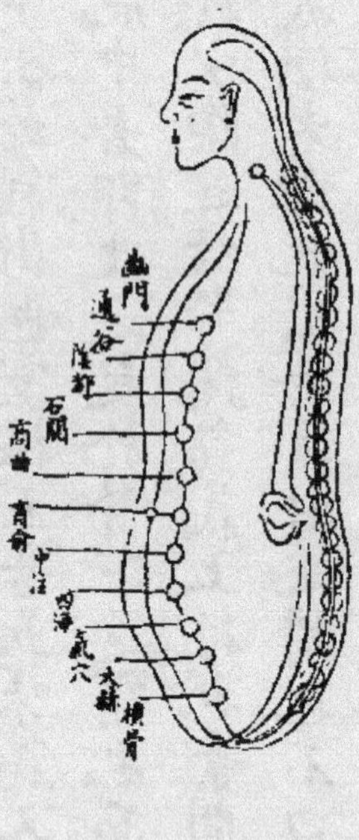

衝脈穴歌

衝脈俠臍起橫骨大氣四注肓俞同商石陰通幽門穴至胸散布任流行

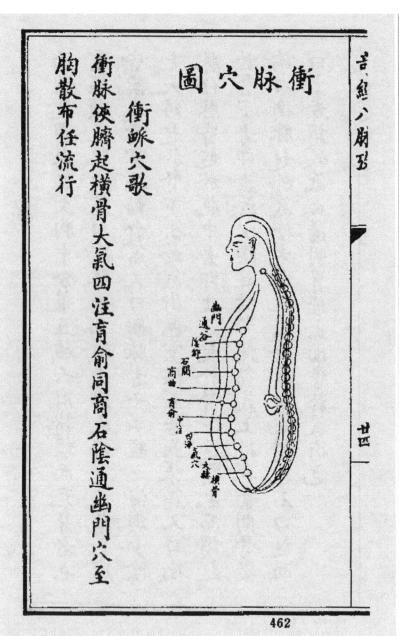

衝脉分寸歌

衝脉分寸同少陰起於横骨至幽門上行每穴皆一寸穴開中行各五分　註　衝脉起於足陽明並於足少陰腹氣之街侠臍中行左右五分而上行自少腹下共陰上横骨穴從横骨穴上行大赫氣穴四海中注肓俞商曲石闗陰都通谷幽門等共十一穴每穴上行相去各一寸中行左右各五分　按　任督衝三脉素問骨空論曰任脉起於中極之下毛際以上是外指少腹之分也循腹裏是内指胞中也

督脈起於少腹以下骨中央女子廷孔男子陰器合篡貫脊屬腎亦是外指少腹內指胞中也衝脈起於氣街並少陰之經亦是指於胞中也雖未明言胞中而實未嘗不起於胞中也是以知任督衝三脈皆起於胞中然三脈皆後天水穀所化胃氣出於氣街會於胞中與先天腎間動之眞氣並行而充身者也由此觀之三脈同出一源無疑矣故王氷內經註甲乙經鍼灸圖經以任脈循背者謂之督脈自少腹上謂之任脈亦謂之督脈則是以背腹陰陽別

為名目耳然衝脉亦起於胞中並足少陰而上行是任脉督脉衝脉乃一源而三歧者故人身之有腹背猶天地之有子午任督之有前後猶二陸之分陰陽也胞中者謂男女丹田之通稱也在女子謂之女子胞在男子即精室也

帶脉循行圖

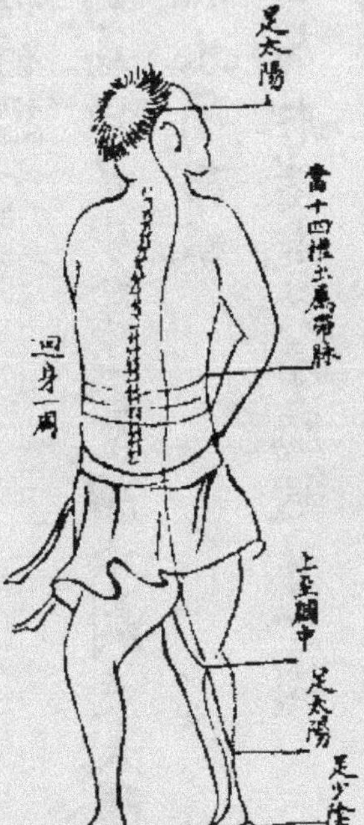

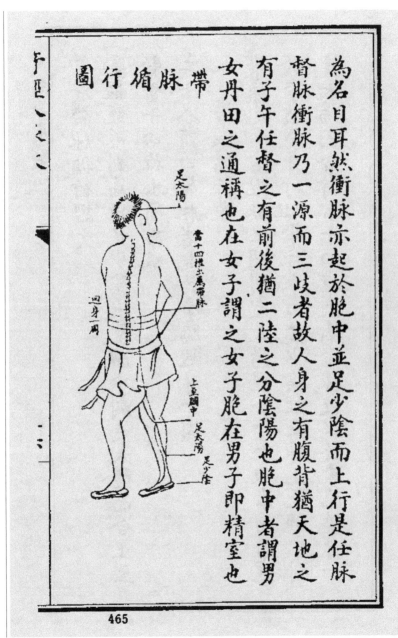

帶脉循行經文

靈樞經脉別篇曰足少陰上至膕中別走太陽而合上至腎當十四椎出屬帶脉

二十八難曰帶脉者起於季脇迴身一周

帶脉循行歌

帶脉足少陰經脉上膕別走太陽經合腎十四椎屬帶起於季脇繞身行 註 帶脉本由足少陰經之脉上至膕中別走太陽而合腎當十四椎出屬帶脉故起於季脇繞身一

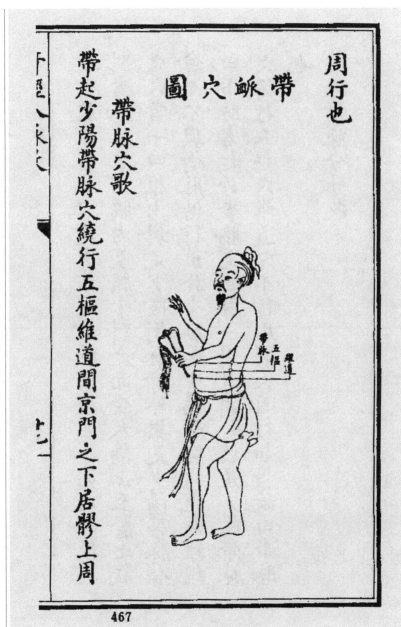

周行也

帶脈穴圖

帶脈穴歌

帶起少陽帶脈穴繞行五樞維道間京門之下居髎上周

迴季脇束當然 註 足少陰之正脉出於然谷循内踝後其別者入跟中上腨内至膕中別走而合太陽上至腎之氣穴穴當十四椎内與足少陰衝脉會外與足少陽帶脉合會而不與衝脉偕行出於季脇屬少陽帶脉穴也故難經曰帶脉者起於季脇也迴身一周者謂起於足少陽帶脉穴循行五樞穴維道穴不行居髎穴迴行如帶故曰帶脉也

帶脉分寸歌

帶脉部分足少陽季脇寸八是其鄉由帶三寸五樞穴過章五三維道當

註 帶脉部分在足少陽經季脇之下一寸八分即帶脉穴也從帶脉穴下三寸即五樞穴也從五樞下行過肝經之章門穴下五寸三分即維道穴也

陽蹻脈循行圖

陽蹻陰蹻脈循行經文

靈樞脈度篇曰蹻脈者少陰之別起於然谷之後上內踝

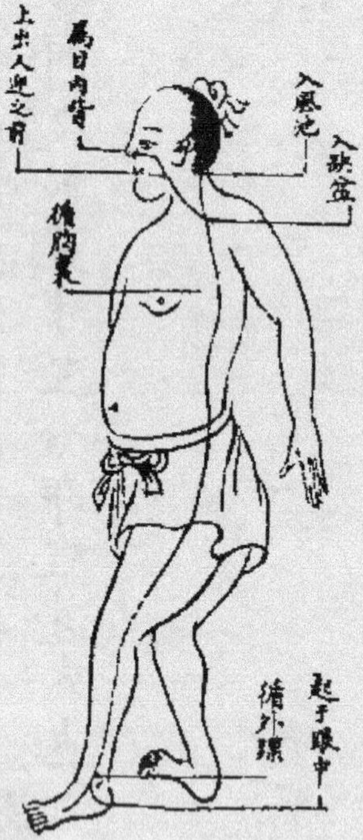

470

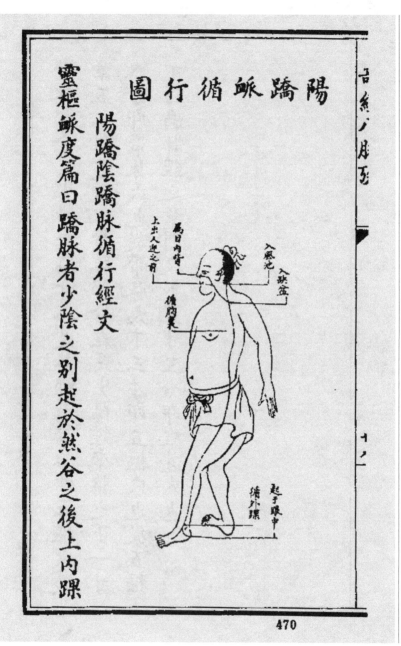

之上直上循陰股入陰上循胸裏入缺盆上出人迎之前入頄屬目内眥合於太陽陽蹻而上行氣並相還則為濡目目氣不榮則目不合

二十八難曰陽蹻脉者起於跟中循外踝上行入風池陰蹻脉者亦起於跟中循内踝上行至咽喉交貫衝脉

陽蹻脉循行歌

陽蹻脉起於跟中合三陽外踝行從脇循肩入頸頄屬目内眥太陽經 註 陽蹻之脉起於足跟之中上合三陽外踝

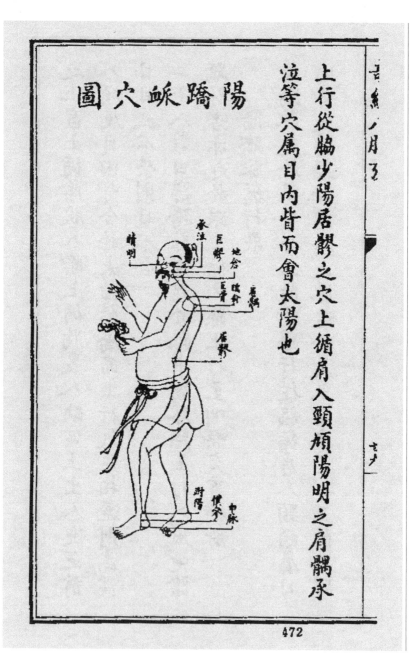

上行從臑少陽居髎之穴上循肩入頸頄陽明之肩髃承泣等穴屬目內眥而會太陽也

陽蹻脈穴圖

陽蹻脈穴歌

陽蹻脉起申僕陽居髎肩髃巨骨鄉臑俞地倉巨髎泣終於睛明一穴強

陽蹻脉分寸歌

陽蹻脉起足太陽申脉外踝五分藏僕參後繞跟骨下附陽外踝三寸鄉居髎監骨上腦取肩髃一穴肩尖當肩上上行名巨骨肩胛之上臑俞坊口吻旁四地倉位鼻旁八分巨髎彊目下七分承泣目內眥出睛明昂 註蹻者足也

奇經涉於足者之名也曰陽者以其所行陽經也陽蹻者謂足太陽經之别脉也起於足太陽膀胱經足外踝下五分陷中申脉穴也從申脉繞後跟骨下僕參穴也從僕參穴又前斜足外踝上三寸附陽穴也又與足少陽會於季脇軟骨端下八寸三分居髎穴也又與手陽明會於膊骨頭肩端上肩髃穴也從肩髃穴上行肩尖上兩叉骨巨骨穴也又與手足太陽陽維會於肩後大骨下胛上廉臑俞穴也又與手足陽明會於夾口吻旁四分地倉穴也從地

倉穴行於鼻孔旁八分巨髎穴也又與任脉足陽明會於
目下七分承泣穴也又與手足太陽足陽明陰蹻會於目
内眥外一分睛明穴也

陰蹻脈循行圖

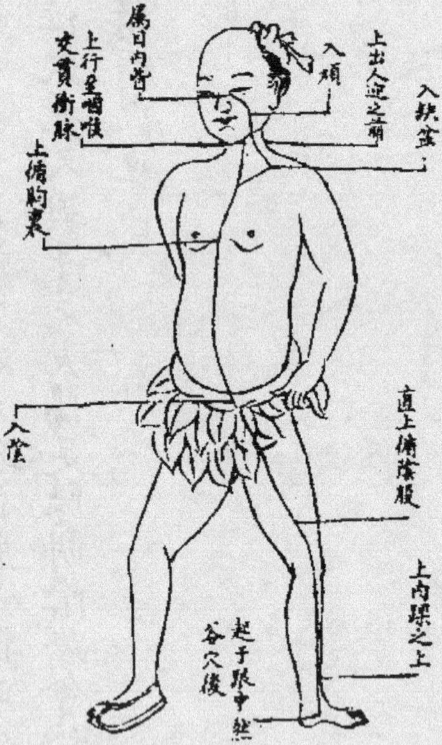

陰蹻脉循行歌

陰蹻亦起於跟中少陰之別內踝行上循陰股入胸腹上至咽喉至睛明

註 陰蹻之脉亦起於跟中由少陰別脉然谷之穴上行內踝循陰股入胸腹上至咽喉睛明穴亦會於太陽也

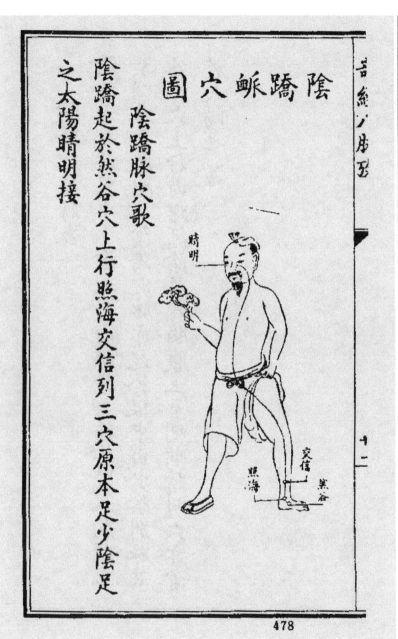

陰蹻脈穴圖

陰蹻脉穴歌

陰蹻起於然谷穴上行照海交信列三穴原本足少陰足之太陽睛明接

陰蹻脈分寸歌

陰蹻脉起足少陰足内踝前然谷尋踝下一寸照海陷踝上二寸交信真目内眥外宛中取睛明一穴甚分明 註陰蹻者以其所行陰經為足少陰之别脉也起於足少陰腎經足内踝前大骨下陷中然谷穴也從然谷穴循内踝之下一寸照海穴也從照海穴不循太谿穴又郄於足内踝之上二寸直行交信穴從交信穴上循陰股入陰而行上循胸裏入缺盆上出人迎之前入頄鼻旁屬目内眥外宛

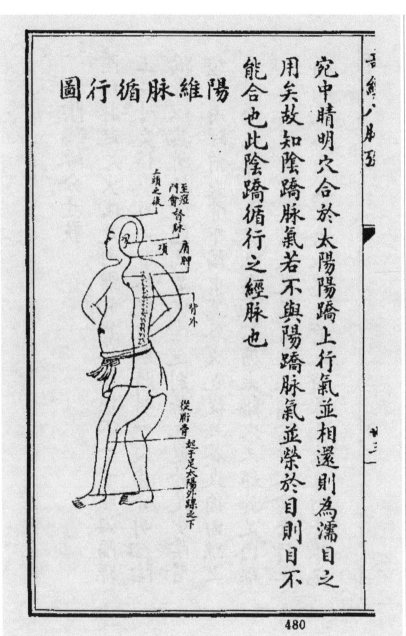

究中睛明穴合於太陽陽蹻上行氣並相還則為濡目之用矣故知陰蹻脈氣若不與陽蹻脈氣並縈於目則目不能合也此陰蹻循行之經脈也

陽維脈循行圖

陽維陰維脈循行經文

二十八難曰陽維陰維者維絡於身溢畜不能環流灌溢諸經者也故陽維起於諸陽之會陰維起於諸陰交也

陽維脈循行歌

陽維脈起足太陽外踝之下金門疆從胻背肩項面頭維絡諸陽會督場註陽維之脈起於足太陽經外踝之下金門穴也從胻骨背外肩胛項旁面上頭後至瘂門穴維絡諸陽會於督脈也

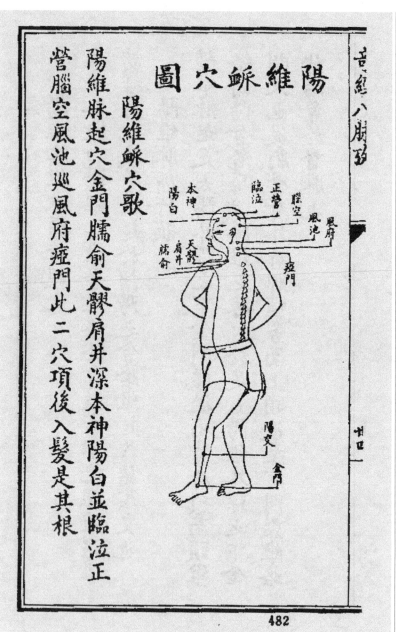

陽維脉穴圖

陽維脉穴歌

陽維脉起穴金門臑俞天髎肩井深本神陽白並臨泣正營腦空風池巡風府瘂門此二穴項後入髮是其根

陽維脉分寸歌

陽維脉起足太陽外踝一寸金門藏踝上七寸陽交位肩後胛上臑俞當天髎穴在缺盆上肩上陷中肩井鄉本神入髮四分許眉上一寸陽白詳入髮五分臨泣穴上行一寸正營塲枕骨之下腦空位風池耳後陷中藏項後入髮瘂門穴入髮一寸風府疆 註 陽維起於諸陽之會者謂起於足太陽膀胱經之足外踝下一寸金門穴也從金門穴行於足少陽膽經之足外踝上七寸陽交穴也又與手足

太陽及蹻脉會於肩下大骨下胛上臑腧穴也又與手足少陽會於缺盆中毖骨際天髎穴也又會於肩上陷中肩井穴也從肩井穴上頭與足少陽會於眉上一寸陽白穴也從陽白穴上行於目上直入髮際本神臨泣穴也從臨泣穴上行二寸正營穴也從正營穴循行枕骨下腦空穴也從腦空穴下行至耳後大筋外廉風池穴也又與督脉會於項後風府瘂門穴此陽維脉氣所發也

陰維𧖴循行圖

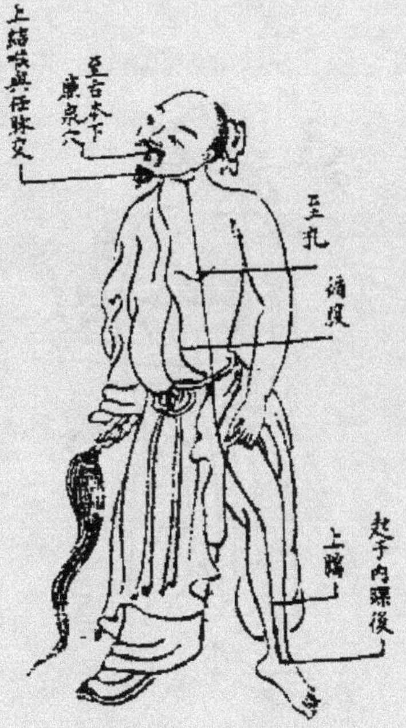

陰維脉循行歌

陰維脉起足少陰内踝上行穴築賓循腹至乳上結喉維

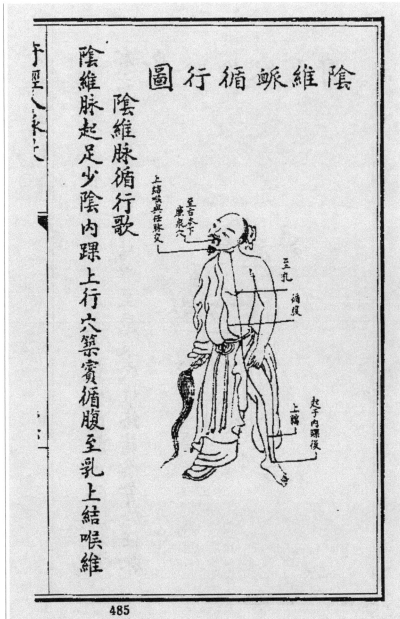

絡諸陰會於任註陰維之脉起於足少陰經内踝上行築賓之穴循腹至乳上結喉至廉泉穴維絡諸陰會於任脉也

陰維脈穴圖

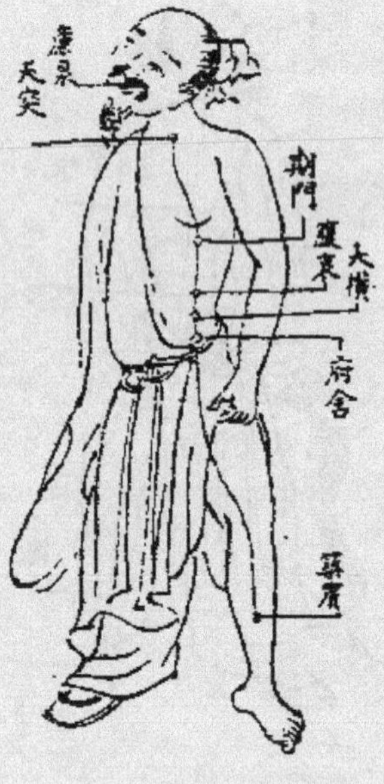

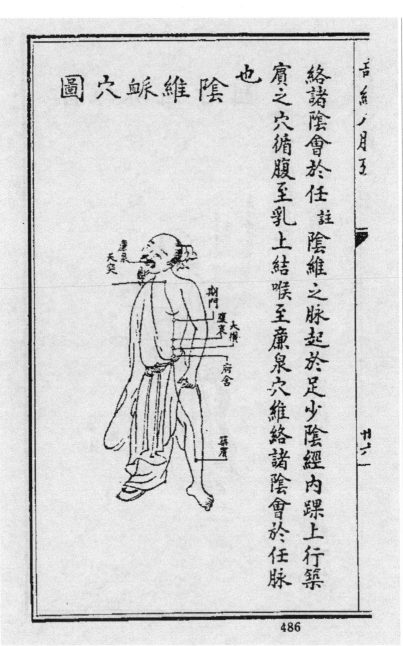

陰維脉穴歌

陰維之穴起築賓府舍大橫腹哀循期門天突廉舌本此是陰維脉維陰

陰維脉分寸歌

陰維脉起足少陰內踝之後尋築賓少腹之下稱府舍大橫平臍是穴名此穴去中三寸半行至乳下腹哀明期門直乳二肋縫天突結喉下一寸 註 陰維起於諸陰之交者謂起於足少陰腎經之足內踝後上腨分中名曰築賓穴

也與足太陰交於少腹下去腹中行三寸半府舍穴也又平臍去中行三寸半大横穴也又行至乳下二肋端縫之下二寸腹哀穴也又與足厥陰交於乳下二肋端縫期門穴也又與任脉交於結喉下一寸宛宛中天突穴也從天突上行在頷下結喉上中央舌本下廉泉穴此陰維脉氣所發也

任督二脉内景圖

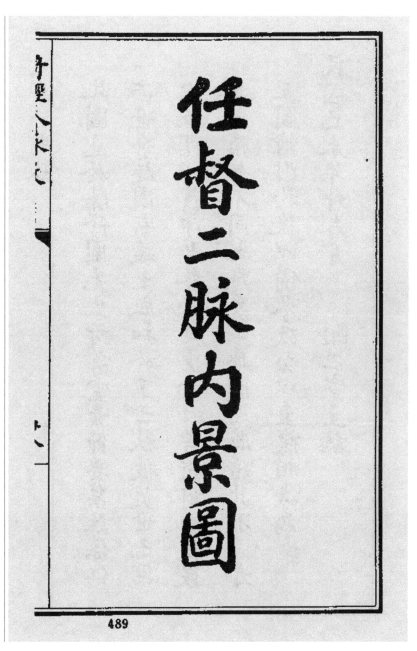

此圖見於陳修園先生所著靈素節要集註係江西世醫趣園家藏之版知於丁巳秋被焚世已無原版可印舊印者勢必日少一日曾將前圖校覈其中稍有不同之點爰照趣園之版將此不同者五圖繪附於後以備參攷勿以重複相譏為幸

民國己未年仲春月　頤性室主誌

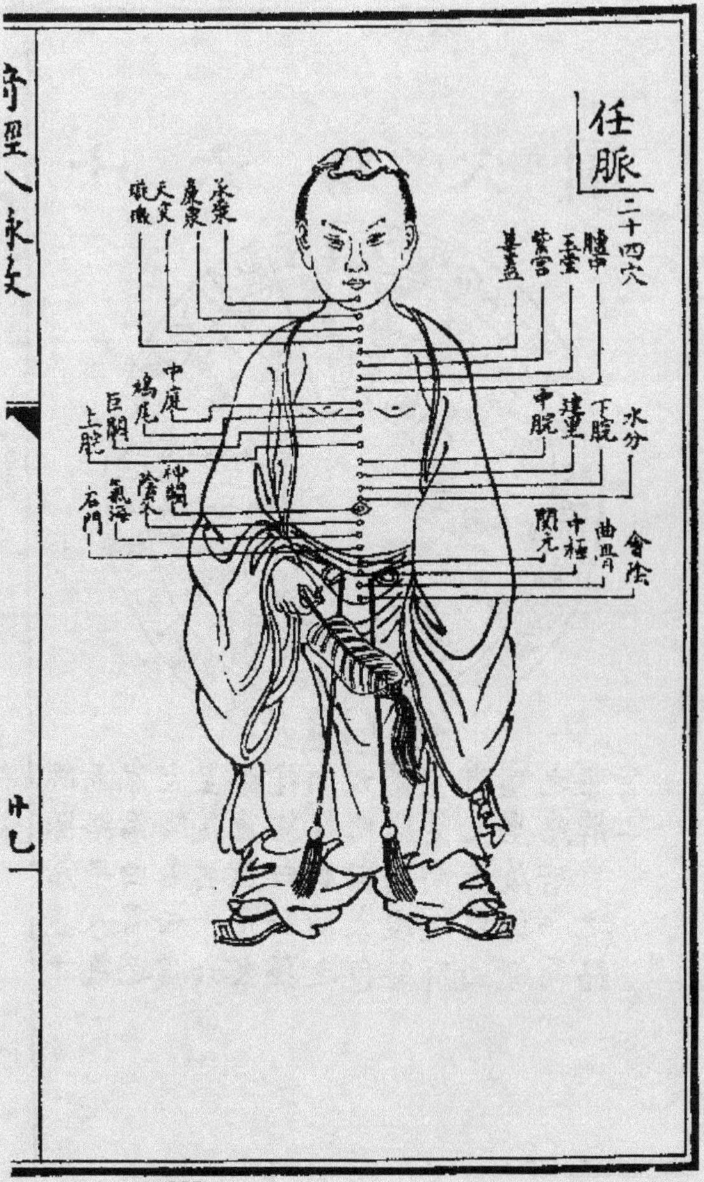
任脈
二十四穴
膻中
玉堂
紫宮
華蓋
承漿
廉泉
天突
璇璣
中庭
鳩尾
巨闕
上脘
中脘
建里
下脘
水分
神闕
陰交
氣海
石門
關元
中極
曲骨
會陰

十六絡穴圖

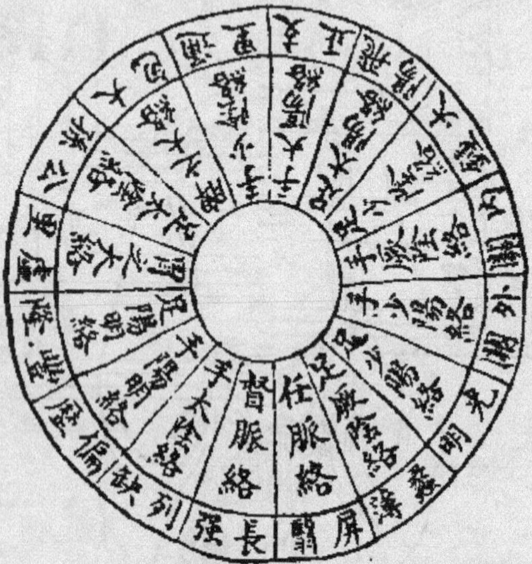

經脈篇止十五絡平人氣象論曰胃之大絡名曰虛里是共十六絡也然足太陰絡曰公孫而復有脾之大絡曰大包足陽明經絡豐隆而復有胃之大絡曰虛里故諸經之絡皆一而惟脾胃之絡皆二

手十指應十日圖

出靈樞陰陽繫日月篇

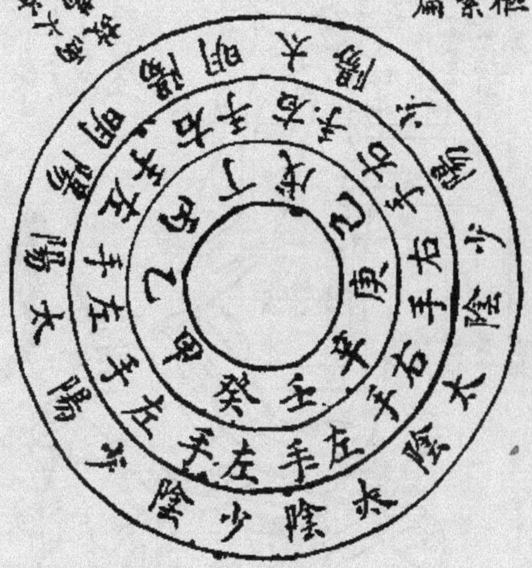

督脈 二十八穴

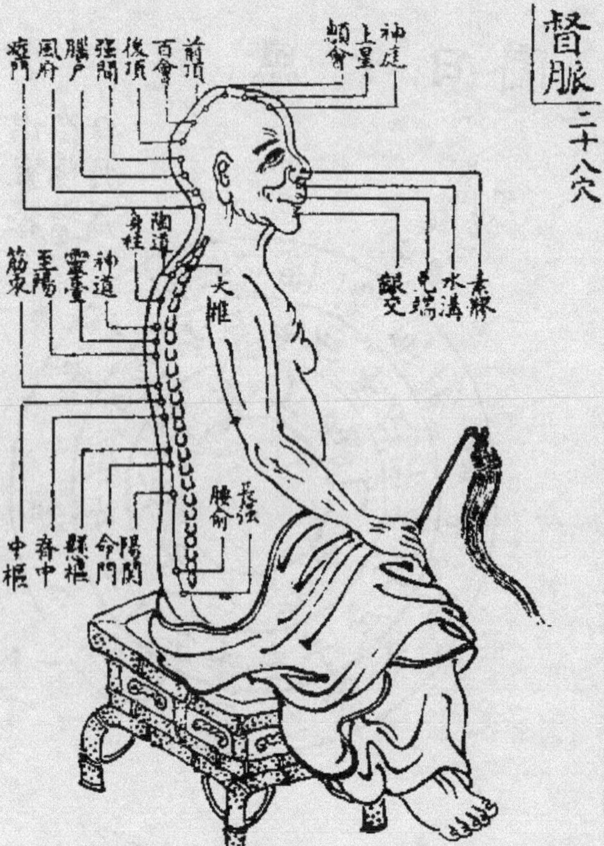
神庭
上星
顖會
前頂
百會
後頂
強間
腦戶
風府
瘂門
陶道
身柱
神道
靈臺
至陽
筋束
大椎
素髎
水溝
兌端
齦交
長強
腰俞
陽關
命門
懸樞
脊中
中樞

任督解

任督二脈為人身陰陽之綱領任行於腹總諸陰之會故為陰脈之海督行於背統諸陽之綱故為陽脈之海二脈皆起於會陰啟玄子曰甲乙經圖經以任脈循背者謂之督脈自少腹上者謂之任脈亦謂之督脈則是以背腹陰陽別為名目耳然衝脈亦起於胞中並足少陰而上行是任脈督脈衝脈乃一源而三歧者故人身之有腹背猶天地之有子午任督之有前後猶二陰之分陰陽也

內景圖

心系七節七節之傍中有小心以腎系十四椎下由下而上亦七節也

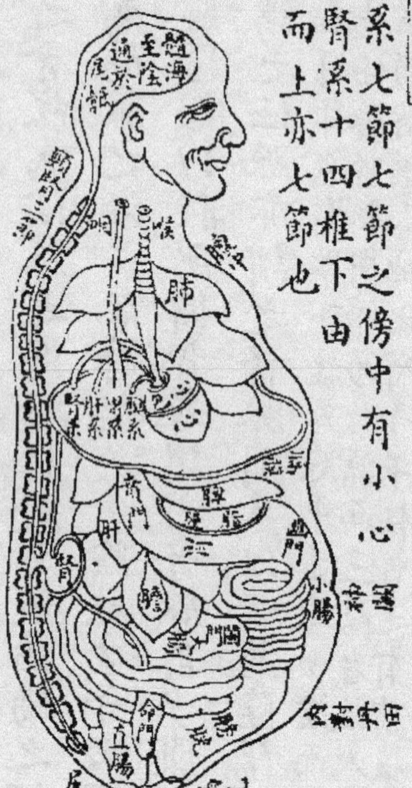

舊圖有精道循脊背過肛門者甚屬非理而且無子宮命門之象皆大失也今改正之

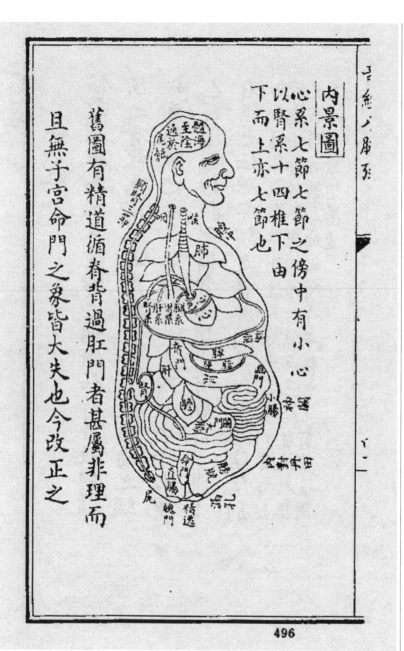

任督二脈天河周流圖

現出元關消息路
日常養此真靈訣

即是百脈法輪行
時撿長生不死關

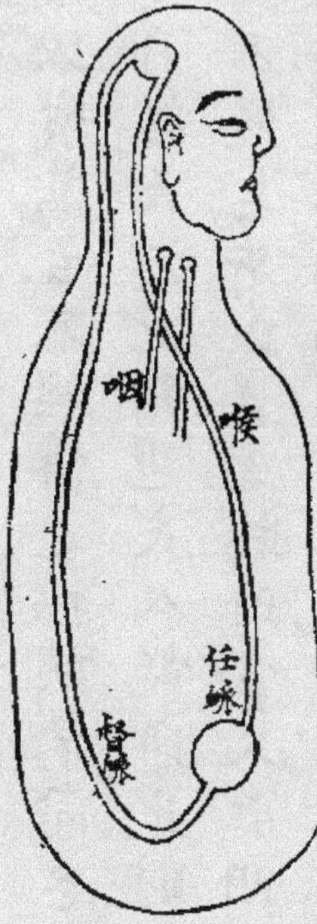

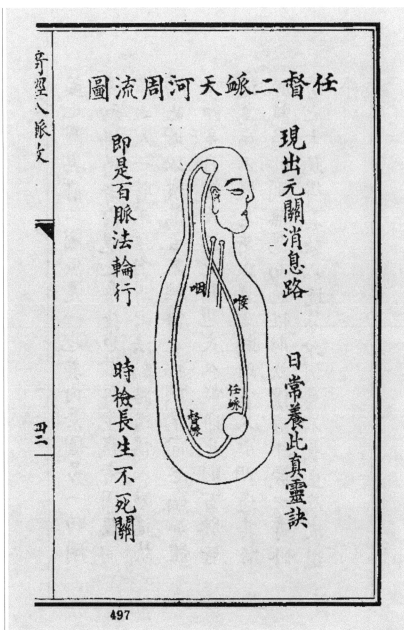

蓋此圖與前二圖原是一也其內景圖另一功用俾初得道者內視之条攷也兹再重複者因恐同道之人一時不悟自身之法輪路道悞入岐途故備此圖以洩萬古不輕傳之祕訣幸同志細加體味即是丹經天河之謂也夫人能通此則百脈皆通萬病不侵矣所以鹿之睡時鼻入肛門通其督脈鶴龜卧則無息而通任脈故俱有千歲之壽修道之士既得真訣以運慧命何患不長生而成道乎

跋

抱仁子席君錫蕃素好黄老之學於醫理易理及玄理罔不湛然深入各極其玅奧者已將男女丹經及丹經指南等書出資付印以公同好茲復以手輯之内外功圖說暨奇經八脉等書見示細閱一過不禁憬然而思睪然而望謂夫世之蠅營狗苟以及怙權

植勢者流倘得是書而讀之當亦爽然若失而知返其本矣何至徒有縱欲戕身之事而無修心養性之為哉況是書之輯釐然而精秩然而整有循序漸進之功無躐等以求之弊人即至愚斷不願自棄其生命之要旨而甘趨於夭折之危途者也因贅數言以警夫世之舍本而逐末者而并以自惕焉云爾

民國八年屠維協洽乾月吳淞守一子阮繩祖謹跋